Gesund mit frischen Säften

Jay Kordich

Gesund mit frischen Säften

Fit, schlank und leistungsfähig durch frisch gepreßte Obst- und Gemüsesäfte!

Seehamer Verlag

Aus dem Amerikanischen übertragen von Joseph Wahler

Genehmigte Lizenzausgabe 1997
für Seehamer Verlag GmbH, Weyarn
Titelgestaltung: Bine Cordes, Weyarn
Titelfoto: Peter Kölln, Köllnflockenwerke
Printed in Germany
ISBN 3-932131-30-4

Inhalt

Jay Kordich empfiehlt Ihnen, frische Säfte zu trinken!

Jay Kordich, der in Amerika Millionen von Fernsehzuschauern unter dem Namen ›The Juiceman‹ bekannt ist, hat nun ein Buch verfaßt, in dem er sein umwälzendes Ernährungsprogramm vorstellt und genau ausführt, wie auch Sie gesund und fit bleiben, jung aussehen und sich wohl fühlen können. Nutzen Sie die Vorzüge der natürlichen Heilkraft von Obst und Gemüse!

Dieses Buch zeigt Ihnen, wie Sie mit Hilfe von köstlichen, frisch ausgepreßten Obst- und Gemüsesäften Ihren Cholesterinspiegel senken, Müdigkeit überwinden, Gewicht verlieren, die Anfälligkeit für viele Krankheiten senken und viele Beschwerden lindern können, einschließlich Kopfschmerzen, Schlaflosigkeit, Magenverstimmung... und sogar Akne.

Jay Kordich hat fünfzig Jahre seines Lebens damit verbracht, die heilende Kraft des Saftkurens in den Vereinigten Staaten von Amerika einer breiten Öffentlichkeit vorzustellen.

Mit diesem Buch liefert er eine übersichtliche Anleitung für eine gesunde Ernährungsweise, die Ihnen mehr Gesundheit und Energie, ein besseres Wohlbefinden und Aussehen schenkt, als Sie es für möglich hielten. Warten Sie nicht lange und beginnen Sie mit dem Saftkuren.

Einführung

Willkommen beim Saftkuren

Es ist mein aufrichtiger Wunsch, mit diesem Buch Ihr Leben zu verändern. Diese Veränderung kann schnell oder schrittweise erfolgen, sie mag sich kaum merklich einstellen oder einen großen Einschnitt bedeuten. Wenn Sie jedoch einmal beginnen, frisch ausgepreßte Säfte in Ihre tägliche Ernährung einzubeziehen, verspreche ich Ihnen, daß Sie sich besser fühlen, besser aussehen und sicherlich auch gesünder sein werden. Obst- und Gemüsesäfte sind reich an konzentrierten Nährstoffen, und allein dadurch, daß Sie täglich einige Gläser köstlicher Säfte trinken, versorgen Sie Ihren Körper mit vielen essentiellen Bausteinen.

Gibt es etwas Besseres? Diese frischen Säfte sind rein und natürlich. Sie pressen sie selbst aus, in Ihrer eigenen Küche, und kennen somit genau die Zutaten. Sie lassen sich in nur wenigen Minuten zubereiten und sind damit eine schnelle und hervorragende Zwischenmahlzeit. Binnen weniger Wochen werden Sie eine schönere Haut und vitaleres, glänzendes Haar haben. Besser noch: Sie werden wahrscheinlich über mehr Energie verfügen, um die täglichen Herausforderungen mit Enthusiasmus und Tatkraft meistern zu können.

Ich bereite schon seit fast fünfzig Jahren Säfte zu und ernähre mich hauptsächlich von Rohkost. Ich strotze vor Gesundheit und besitze die gleiche Energie wie schon mit 30 und 40 Jahren. Ich bin jetzt 69 Jahre alt. Ich bin davon überzeugt, daß Säfte, mehr als alles andere, zu meiner guten Gesundheit und optimistischen Lebenseinstellung beigetragen haben. Bitte bedenken Sie, daß ich nicht für eine drastische Änderung Ihrer Ernährungsweise plädiere, sondern Sie dazu anregen möchte, regelmäßig Säfte als gesunde Ergänzung zu Ihren täglichen Mahlzeiten zu trinken. Denken Sie daran, wieviel Fett und Natrium Sie durch andere Nahrungsquellen aufnehmen und wie einfach Sie dies durch tägliches Safttrinken einschränken können.

Dieses Buch kann Ihnen helfen, die gesunden Eßgewohnheiten, die ich Ihnen empfehle, anzunehmen, während Sie zugleich die Freude und Kreativität der Saftzubereitung entdekken. Die folgenden Seiten enthalten viele Informationen, sowohl für den Leser, der einfach neugierig auf das Entsaften ist, als auch für denjenigen, der sich schon um eine gesunde Ernährung bemüht und an einer noch gesünderen Lebensweise interessiert ist. Anders gesagt: Dieses Buch bietet Ihnen auf alle Fälle etwas, egal wie ernsthaft Sie sich mit dem Saftkuren beschäftigen wollen.

Wir wollen mit den Rezepturen beginnen. Meine Frau Linda und ich haben mehr als hundert Rezepte für frische, leckere Obst- und Gemüsesäfte gesammelt. Durchblättern Sie die Seiten mit den Rezepten – reizt es Sie nicht, ein erfrischendes Glas ›Jays weltberühmte Limonade‹, ›Tropischer Sonnenuntergang‹, ›Mandarinen-Traum‹ oder einen der anderen köstlichen exotischen Drinks zu probieren? Haben Sie schon einmal Karottensaft in einem Naturkostladen oder Reformhaus getrunken? Süß, nicht wahr? Versuchen Sie, ihn selbst zuzubereiten, und entdecken Sie, wie er, frisch ausgepreßt und mit Apfelsaft gemischt, sogar noch besser mundet. Nebenbei bemerkt, Karotten-Apfel-Saft ist seit eh und je mein persönlicher Favorit!

Es geht aber noch weiter. Gehen Sie über zu Kapitel 5 ›Die Vorzüge von Obst und Gemüse‹. Hier beschreibe ich viele meiner Lieblingssäfte und warum sie sich für das Saftkuren eignen. Jede Aufzählung führt die speziellen Vorteile der verschiedenen Obst- und Gemüsesorten für die Gesundheit auf und gibt praktische Hinweise für den Einkauf und die Lagerung. Das darauffolgende Kapitel behandelt Vitamine und Mineralstoffe und liefert nützliche Querverweise auf die Nährstoffe, die in den in Kapitel 5 beschriebenen Obst- und Gemüsesorten enthalten sind. Zugleich werden Ihnen diese oft erstaunlichen Vitalstoffspender gut verständlich dargestellt.

In Kapitel 7 werden dann mehr als vierzig häufige Leiden und ernsthaftere Beschwerden beschrieben, die durch das Trinken frischer Säfte gelindert oder vielleicht verhindert werden können. Mißverstehen Sie mich nicht: Säfte sind *keine* Medikamente. Sie sind rein und nahrhaft und versorgen den Körper mit den Vitaminen und Mineralstoffen, die er benötigt, um gesund zu bleiben. Dieses Kapitel bringt außerdem Saftrezepte, die als Schönheitshilfen dienen, beispielsweise für glänzendes Haar und faltenfreie Haut.

Ich hoffe, Sie beginnen sogleich mit dem Saftkuren. Zuerst sollten Sie sich jedoch um die Ausstattung kümmern, die Sie für die Umwandlung Ihrer Küche in eine, wie ich sie nenne, ›Naturkostküche‹ benötigen. Machen Sie sich keine Sorgen; Sie brauchen dazu, außer einem Mixer, nicht viel. Wahrscheinlich besitzen Sie schon einige der Geräte, die ich in Kapitel 3 ›Wie man eine Naturkostküche einrichtet‹ vorschlage. Um sicher zu gehen, lesen Sie sich diese Seiten durch. Das Kapitel enthält viele nützliche Hinweise, wie Sie Ihre Küche in eine Zentrale für gesunde, nährstoffreiche Ernährung verwandeln können.

Viele von Ihnen möchten die Möglichkeiten des Saftkurens vielleicht genauer kennenlernen, als es in den ersten Kapiteln dieses Buches beschrieben ist. Dafür habe ich das Kapitel 8 ›Saftkuren als neue Lebensform‹ geschrieben. Dieses Kapitel umreißt meine persönlichen Ernährungsgewohnheiten und, das können Sie mir glauben, ich halte dabei mit meinen Vorurteilen und Vorlieben nicht zurück. Ich spezifiziere die Nahrungsmittel, die jeder aus seiner Ernährung streichen oder wenigstens reduzieren sollte. All diese Informationen gründen auf logischen und vernünftigen Argumenten für richtige Ernährung. Wenn Sie Ihre Ernährung gesünder gestalten wollen, wird dies dann einfach und vergnüglich, wenn Sie sich entschließen, täglich frische Säfte einzubeziehen.

Es gibt einen weiteren Pluspunkt beim Entsaften: Sie können auf natürliche Weise Gewicht verlieren, ohne auf vieles verzichten zu müssen. Obst- und Gemüsesäfte enthalten kaum Kalorien und sind praktisch fettfrei. Sie schmecken köstlich und wirken sättigend, so daß Sie nicht in Versuchung kommen, eine Handvoll Kekse oder eine Tafel Schokolade zu naschen. Lesen Sie Kapitel 9 ›Mit Saftkuren Gewicht verlieren‹, und freuen Sie sich darauf, köstliche Säfte zu trinken, während die Pfunde purzeln. Ich glaube, daß Saftkuren eine herrliche Art und Weise darstellen, den Körper mit wertvollen Vitaminen und Mineralstoffen zu versorgen. Möglicherweise haben Sie noch weitere Fragen, wie Sie frische Obst- und Gemüsesäfte in Ihr Leben einbeziehen können, die noch nicht zu Ihrer Zufriedenheit beantwortet wurden; deshalb beende ich dieses Buch mit den häufigsten Fragen, die mir während meiner Reisen, bei denen ich die Vorzüge des Saftkurens erläutere, gestellt wurden. Ich bin davon überzeugt, daß Sie, nachdem Sie dieses und die vorhergehenden Kapitel gelesen haben, mit Linda und mir übereinstimmen werden: Saftkuren ist ein genußvoller und einfacher Weg zu einer gesunden Lebensweise. Willkommen in der köstlichen Welt der Säfte.

1

Wie ich mit dem Saftkuren begann

In den frühen vierziger Jahren aß ich, als junger Mann, viel Fleisch und spielte viel Fußball. Der Höhepunkt meiner Karriere an der Universität Südkaliforniens (USC) war die Gelegenheit, im Rosenpokal mitzuspielen. Wie aufregend das war! Ich war zu diesem Zeitpunkt knapp 20 Jahre alt und glaubte, mit der Naivität und dem Idealismus der Jugend, ein Leben als Fußballtrainer und Sportlehrer vor mir zu haben. Wie lohnenswert es sein würde, jungen Menschen zu helfen, den Wert des guten Spiels, der sportlichen Fairneß und das Ziel Gewinner zu sein, schätzen zu lernen. Dann wurde ich plötzlich, aus dem Nichts heraus, schwer krank und die Ärzte sagten mir, daß ich vielleicht nicht mehr lange zu leben hätte.

Sie können sich sicherlich vorstellen, wie ein junger, offensichtlich gesunder Mensch sich nach so einer schrecklichen Prognose fühlte. Ich war niedergeschmettert, wütend, voller Angst – aber ich weigerte mich, die Hoffnung aufzugeben. Wie konnte das passieren? Warum hinterging mich mein Körper, den ich als kräftiger Athlet richtiggehend verehrte? Ich begann alles über Krankheiten und Kuren zu lesen, was ich in die Hände bekam, sowohl in der konventionellen als auch in der alternativen medizinischen Presse. Als ich mich mit einem Buch des deutschen Arztes Max Gerson beschäftigte, fühlte ich, daß ich auf etwas Wichtiges gestoßen war. Dr. Gerson war kurz zuvor in die Vereinigten Staaten emigriert und behandelte Patienten in New York City mit frisch gepreßtem Karottensaft und anderen natürlichen Mitteln; eine Idee, die mich ansprach. Die Ärzte, die ich aufsuchte, konnten mir keine vollständige Heilung versprechen, also packte ich meine Koffer und fuhr nach Osten.

In Manhattan angekommen, begann ich eine Kur, die daraus bestand, jeden Tag 13 Gläser Karotten-Apfel-Saft zu trinken, angefangen um sechs Uhr morgens bis zum frühen Abend, mit einem Glas Saft jede Stunde. 2½ Jahre später war ich geheilt. Ich wurde aber nicht nur physisch gesund, sondern habe mich auch für immer verändert. Als ich meine Gesundheit wiedererlangte, habe ich mich persönlich verpflichtet, mein Leben der Verbreitung der Lehre über Saftkuren zu widmen.

Das geschah vor fast 50 Jahren. Ich bin von meinem Weg nicht abgewichen trotz jahrelanger finanzieller Durststrekken. Ich entwickelte einen nach mir benannten Entsafter, der in den Verkauf kam; ich wurde für zahlreiche Fernseh- und Radioshows engagiert, leitete viele nationale Seminare und produzierte Trainingskassetten und -videos – und habe nun dieses Buch geschrieben.

Aber wie kam ich von der Park-Avenue-Klinik Dr. Gersons in den späten vierziger Jahren zu einem Buch über Saftkuren in den neunziger Jahren? Nicht Profitstreben war ausschlaggebend für mich, sondern der Wunsch, andere über das Saftkuren zu informieren. Ich entschloß mich deshalb, Entsafter in der Öffentlichkeit vorzuführen. Kurz nachdem ich die Klinik in New York verlassen hatte und in meine Heimatstadt Los Angeles zurückkehrte, schloß ich mich der Firma Norwalk Food Factory an. Diese Firma stellte einen Entsafter her, der von Dr. Norman Walker entwickelt worden war; er wurde einer der von mir am meisten geschätzten Mentoren. Er übernahm viele meiner Ideen über Ernährung, die ich über Jahre hinweg entwickelt habe. Ich lief nicht von Haus zu Haus, um den Entsafter zu verkaufen, sondern folgte telephonischen Empfehlungen und Anfragen zum Vorführen des Entsafters in Privathaushalten in ganz Südkalifornien. Viele unserer Kunden waren an das Haus gebunden, strebten eine gesündere Ernährung an und waren von dem Entsafter begeistert. Mit Dr. Walkers Broschüre und meiner eigenen Überzeugungskraft verkaufte ich eine große Anzahl von Geräten. Aber abgesehen davon, ob ich ein Gerät verkaufte oder nicht, war ich immer wieder von der Reaktion nach dem ersten Schluck frischen Karotten- oder Ananassaftes begeistert. Heute noch inspiriert mich der Gesichtsausdruck eines Kunden, der zum ersten Mal diesen köstlichen Saft genießt. Aber ich wollte mehr Menschen erreichen. So entschloß ich mich nach einigen Jahren und längerem Nachdenken, die Firma zu wechseln und einen kostengünstigeren Entsafter in Kaufhäusern vorzuführen.

Ich baute Stände, vollgehäuft mit frischem Gemüse und Obst, bei Woolworth und J. J. Newbury auf und führte jedem, der vorbeikam, den Entsafter vor. Es gab in diesen Nachkriegsjahren, selbst im sonnigen Kalifornien, wenige und nur weit voneinander entfernte Naturkosthäuser, aber es schienen so viele Kunden von dem Entsafter und den Säften begeistert, daß ich mich entschloß, mein Glück auch auf Märkten und Messen zu versuchen. In der Zwischenzeit knüpfte ich auch mit einem Einkäufer des New Yorker Kaufhauses Abraham & Straus Kontakt, und bald führte ich im ganzen Land Entsafter vor, angefangen von großen Kaufhäusern, über Heimvorführungen bis zu allen möglichen Messen.

Ich arbeitete in Geschäften, wie Marshall Field in Chicago, Foley in Houston, Lazarus Brothers in Cincinnati, Joske in San Antonio und The Broadway in Los Angeles. Das Wissen über Saftkuren war zu dieser Zeit sehr gering, aber da ich in diesen sehr angesehenen Geschäften arbeitete und viele

Kunden in Besitz von Kreditkarten waren, konnte ich gut von meiner Arbeit leben.

Die Zeiten waren trotzdem hart. Ich kaufte mir einen kleinen Lieferwagen mit einer Schlafnische, um mir das Reisen von Stadt zu Stadt zu vereinfachen. Zur Einsparung der Übernachtungskosten schlief ich oft in dem Wagen. Ich erinnere mich an ein Erlebnis, das typisch für mein Leben in diesen Tagen war: Ich hatte gerade zehn sehr lange, erfolglose Tage auf einer Messe in Davenport, Iowa, verbracht, ohne einen einzigen Entsafter zu verkaufen. Es war entmutigend, aber in Anbetracht des kalten Wetters und des fehlenden öffentlichen Bewußtseins für gesunde Ernährung in den fünfziger Jahren nicht ungewöhnlich. Nach diesen zehn Tagen hatte ich praktisch kein Geld mehr, und nachdem ich aus der Stadt heraus und in Richtung Michigan gefahren war, zu meinem nächsten Termin, stellte ich den Wagen am Rande einer Landstraße ab, schaltete den Motor ab und kroch müde in meine Schlafnische. Ich stellte schnell fest, daß die Temperatur auf unter Null gefallen war. Zu dieser Zeit gab es noch keine Schlafsäkke und sonstige Campingausrüstung für Temperaturen unter Null. Es blieb einem abgebrannten Verkäufer, der in seinem Wagen übernachten mußte, nichts anderes übrig, als seine gesamte Kleidung aufzuhäufen und sich darin einzubuddeln wie ein Murmeltier im Winterschlaf.

Es gab noch mehr solcher mageren Zeiten. Meine Heimatbasis befand sich in San Pedro, Kalifornien, wo ich als Sohn jugoslawischer Einwanderer aufwuchs. Unsere Familie schlug sich durch die große Depression der dreißiger Jahre, indem wir selbst Gemüse in einem kleinen Garten hinter unserem Haus anpflanzten. Ich hatte sehr früh geheiratet und mich scheiden lassen, hatte aber aus dieser ersten Ehe zwei prächtige Jungens. Offensichtlich war mein Traum von einer Fußballkarriere durch die Erkrankung zerstört; aber da mir meine Eltern vermittelt hatten, für meine Ziele hart zu arbeiten, habe ich nie den Traum aufgegeben, anderen Menschen etwas über das

Saftkuren beizubringen. In jener Anfangszeit hatte ich oft zwei Stellungen gleichzeitig, um überleben zu können; tagsüber entlud ich Schiffe auf den Docks von Los Angeles, abends belud ich Laster mit Milchprodukten. Dazwischen trainierte und duschte ich in einem kleinen Fitnessclub und schlief in meinem Lieferwagen auf dem Parkplatz der Molkerei. Nach einigen Monaten, nachdem ich genügend Geld für Benzin und etliche Kleinigkeiten zusammengespart hatte, begab ich mich wieder auf die Strecke, um Entsafter vorzuführen.

So verbrachte ich die fünfziger und sechziger Jahre. Indem ich bekannter wurde und das öffentliche Bewußtsein für den Wert gesunder Ernährung stieg, konnte ich auch meinen Lebensstil etwas verbessern. Ich begann in Fernsehshows aufzutreten, die zu dieser Zeit meist live übertragen wurden. 1961 geschah es eines Tages während einer Varietéshow in Cincinnati, Ohio, daß mein Geburtsname John Kordich zu ›Jay, der Juiceman‹ umgetauft wurde. Paul Dixon moderierte damals eine sehr populäre lokale Morgensendung, in der regionale Talente und kurze Meldungen über allerlei Themen vorgestellt wurden.

Das Kaufhaus, in dem ich Entsafter vorführte, sponserte die Sendung und bat mich, als Repräsentant aufzutreten. Das Fernsehen eröffnete mir neue Wege, und ich wurde bald ein regelmäßiger Gast in der ›Paul Dixon Show‹. Ich lernte Paul, einen großartigen, lebenslustigen Menschen, schätzen, der es liebte, abends lange zu feiern, und deshalb morgens oft unausgeschlafen war. An jenem besonderen Morgen wartete ich hinter den Kulissen mit einem rollbaren Tisch, voll mit frischen farbenfrohen Gemüsen und Früchten. Paul hatte Schwierigkeiten, sein Manuskript zu entziffern, blickte in meine Richtung, auf den Entsafter, das Obst und mich, und kündigte mit einem breiten Grinsen an: »Meine sehr verehrten Damen und Herren, hier kommt ›Jay the Juicer‹!« Ich akzeptierte diesen Spitznamen und habe ihn, wie Sie wissen, seitdem beibehalten.

Zu dieser Zeit arbeitete ich mit einer Firma namens Rotel International aus Aarburg in der Schweiz zusammen, die meiner Empfehlung gefolgt war, einen Entsafter zu entwikkeln, der den Saft nicht mit Hilfe von Zentrifugalkraft gewinnt, sondern das Fruchtfleisch statt dessen mittels eines kraftvollen Motors entzieht. Dieser Entsafter war der Prototyp des Gerätes, das heute meinen Namen trägt. Obwohl es fast 20 Jahre dauerte, das Design zu perfektionieren, machte ich mich mit diesen frühen Modellen stolz auf den Weg. Ich war hauptsächlich Berater und Verkäufer des Entsafters. Meine Beziehung zu Rotel International dauerte weiter an. Ich erwarb 1978 die Importrechte für das Gerät und gab ihm den Namen ›The Juiceman‹.

In den siebziger Jahren entstanden auf einmal im ganzen Land Reformhäuser und Bioläden. Zu Beginn führte ich den Rotel Entsafter im ›Zentrum für Natürliche Lebensweise‹ in Wilson, Conneticut, vor und konnte in Bob Normans Fernsehshow in New Haven eine Stunde lang über Saftkuren und ihre Vorzüge sprechen. Am Spätnachmittag dieses Tages kam aus dem ›Zentrum für Natürliche Lebensweise‹ die Nachricht, daß in allen Reformhäusern der Gegend die Entsafter ausverkauft waren und weitere Bestellungen vorlagen.

Bis zu jenem Tag hatte ich es genossen, in Shows wie der von Paul Dixon aufzutreten, aber es bedurfte dieses Vorfalls, um mir die Wirkung des Fernsehens bewußt zu machen. Warum sollte ich nicht die Macht der Medien mit der Lehre über Saftkuren verbinden? Ich könnte Tausende von Menschen ansprechen, die ich seit meinem Anfang mit dem ›Norwalk Food Factory Entsafter‹ zu erreichen versuchte. Obwohl ich von der Idee begeistert war, konnte ich dieses Konzept erst in den achtziger Jahren verwirklichen – und es sollte sich herausstellen, daß es so richtig war.

Ich war glücklich, den Rotel Entsafter importieren und ihm den Namen ›The Juiceman‹ geben zu können. Ich führte ihn weiterhin in Naturkostläden vor, wie dem berühmten Einkaufsmarkt für biologische Lebensmittel von Mrs. Gooch in Los Angeles, ebenso in anderen Teilen des Landes. Im September 1980 traf ich in San Diego eine junge Frau. Im Laufe unseres Gesprächs stellte sich heraus, daß sie ihr Leben lang Vegetarierin war und ebenso von den Vorzügen des Saftkurens überzeugt war wie ich. Linda und ich heirateten am 11. Januar 1981, eine Woche nach unserer ersten ›offiziellen‹ Verabredung. Sie begleitete mich von da an auf meinen Verkaufsreisen, bei denen ich den Entsafter in Kaufhäusern, Messen und lokalen Fernsehshows vorstellte. Ich begann Seminare zu halten. Meine neue Frau schlief ohne zu murren in unserem Camper, wenn es nötig war.

Sie nahm dieses wenig komfortable Quartier auch dann noch in Kauf, als sie schon mit unserem ersten Sohn John, der 1984 zur Welt kam, schwanger war. (Unser zweiter Sohn Jayson wurde 1986 geboren.) Linda begleitete und beobachtete mich, der ich Ende Fünfzig war, wie ich acht bis zehn Stunden täglich ununterbrochen auf den Beinen war und mit Kunden sprach und scherzte. Sie beschwerte sich, wie ich heiser vom Sprechen wurde und wie hart das Leben sei, und drängte mich, einen anderen Weg einzuschlagen.

Durch ihre Planung und Ausdauer sowie ihren Glauben an mich und unser Produkt erreichte sie schließlich, daß ich einen Werbeauftritt in der ›Rita Davenport Show‹ in Phoenix, Arizona, bekam.

Diese Gelegenheit verschaffte mir, glaube ich, einen neuen Höhepunkt in der Medienbranche. Plötzlich erkannten auch andere Gastgeber und Produzenten von Fernsehtalkshows die Anziehungskraft des Entsafters; plötzlich war ich sehr gefragt. Mitte der achtziger Jahre zogen Linda und ich nach Seattle, Washington, wo wir ein Team mit Lester Gray's Sendung ›Seattle Heute‹ bildeten. Lester war nicht nur ein hervorragender Fernsehproduzent, sondern erkannte auch die Vorzüge des Saftkurens.

Er verhalf mir zu einem Auftritt bei der Show ›Good Company‹ in Minneapolis, die von dem Ehepaar Steve Adleman und Sharon Anderson geleitet wurde. Der nationale Erfolg, den diese Show genoß, half mir ungemein.

Ich hatte großen Erfolg mit meinen Fernsehshows, wie auch mit den Seminaren, die ich im ganzen Land abhielt. Dabei führte ich den Entsafter dem Publikum vor, die ihre Ernährung durch frische Säfte verbessern wollten, wie ich es in all den Jahren tat, als ich in Kaufhäusern und auf Messen gewohnt war. 1987 ließen wir den ›Juiceman‹ als Handelsmarke eintragen und wir wußten, daß die Zeit gekommen war, unsere Arbeit auf nationaler Ebene auszuweiten. Heute reist ein Team engagierter Verkäufer durch das Land, die Seminare in Hotels und anderen der Öffentlichkeit zugänglichen Orten durchführen; oft können sie zu Hunderten begeisterter Amerikaner über die Vorzüge von Saftkuren sprechen. Ich selbst bin etwa die Hälfte des Monats unterwegs, um Seminare abzuhalten und im Fernsehen oder Radio aufzutreten.

Meine größte Freude ist es, Menschen zu treffen, deren Leben sich durch Saftkuren verbessert hat. Von Anfang an kam ich mit den ungewöhnlichsten Menschen in Kontakt, die mein Leben bereicherten. Rückblickend möchte ich nicht auf eine einzige dieser Erfahrungen verzichten. Lassen Sie mich von einem eindrucksvollen Erlebnis berichten:

In den sechziger Jahren arbeitete ich eine Woche lang im Kaufhaus Joske in San Antonio. Der Entsafter, den ich damals verkaufte, kostete 139,95 Dollar, eine ganze Stange Geld! Jeden Tag bemerkte ich einen mitgenommen aussehenden Mann, der immer hinten in der Menge stand. Am letzten Tag kam er schließlich auf mich zu, und, weil er kein Englisch sprach, deutete er mir mit Handbewegungen an, daß er einen Entsafter kaufen wollte. Er zog 39,95 Dollar aus einer abgetragenen Geldbörse, hatte also offensichtlich den Preis und vielleicht auch die Währung mißverstanden. Was sollte ich nun tun? Ich erklärte ihm, daß er zuwenig Geld hatte, um ein Gerät von Joske zu kaufen. Aber nachdem ich ihn gebeten hatte, mir zu helfen, meine Ausrüstung zum Parkplatz zu tragen, bot ich ihm für sein Geld ein Vorführmodell aus meinem Lieferwagen an. Er nahm das Gerät sowie mein Angebot, ihn nach Hause zu fahren, erfreut an. Als wir seine Wohnung erreichten, lud er mich ein. Nachdem ich sein bescheidenes Einzimmerappartement betrat, fiel mir sofort ein großes Möbelstück auf, das mit einem makellos sauberen Tuch bedeckt war. Der Mann bat mich, mich zu setzen, und zog dann das Tuch von einem liebevoll gepflegten Klavier. An diesem Nachmittag erlebte ich das erinnerungswerteste Konzert meines Lebens. Mein privater Kunde belohnte mich reichlich mit der schwungvollsten und gefühlvollsten Musik, die ich je gehört hatte.

Dies, meine verehrten Leser, gehört zu den Vorzügen des Saftkurens: die Fähigkeit, Menschen mit einer so klaren, einfachen und direkten Botschaft anzusprechen, die bei jedem auf Verständnis stößt. Natürliche, reine Säfte sind köstlich und gesund; durch ihre direkte Verbundenheit mit der Natur erfüllen sie unseren Körper und unsere Seele mit Energie und Wohlbefinden.

2

Warum frisch gepreßte Säfte?

Auf den folgenden Seiten habe ich die im Laufe meines Lebens erworbenen Kenntnisse über Säfte und Rohkost gesammelt. Die letzten vierzig Jahre haben mich davon überzeugt, daß meine Ernährungsweise ideal ist, um den Körper gesund und kräftig zu erhalten, so daß ich mich heute, im Alter von siebzig Jahren, genauso gut fühle wie mit dreißig und vierzig.

Unsere Gene sind schon vor der Geburt festgelegt. Deshalb ist mir bewußt, daß meine gute Gesundheit zum Teil durch meine persönlichen physiologischen Anlagen vorbestimmt ist. Aber da ich davon überzeugt bin, daß wir das sind, was wir essen, wurde mir vor Jahren klar, daß eine Ernährung, die sich aus frischen Säften, Vollkorn, Gemüse und kontrolliert-biologischen Früchten und Gemüsen zusammensetzt, der Schlüssel zu einer guten Gesundheit ist. Ich betrachte mich als lebenden Beweis dafür!

Dieses Buch soll keine wissenschaftliche Dissertation darstellen. Viele Theorien finden erst jetzt Bestätigung in der Medizin, während andere bis jetzt noch nicht anerkannt werden. Ich kann nur meine Erfahrung weitergeben, auf die sich meine Lebensweise und meine Philosophie stützen.

Ich bin davon überzeugt, daß das Saftkuren Ihren Blutkreislauf verbessert, Ihre physische Leistungsfähigkeit erhöht, Ihren Blutdruck senken kann und Sie nachts besser schlafen läßt. Außerdem werden Sie mehr Energie und eine bessere Gesundheit erlangen, als Sie sich vielleicht je erträumt haben.

Auf meinen vielen Reisen stelle ich den Juiceman-Entsafter vor und halte Seminare über Gesundheit und Ernährung. Ich habe im Laufe der Jahre mit sehr vielen Menschen gesprochen, von denen ich viele mehrere Male getroffen habe. Es freut mich sagen zu können, daß deren Enthusiasmus und gute Gesundheit mir deutlich machen, daß ich nicht der einzige bin, der vom Saftkuren profitiert. Es ist nicht ungewöhnlich, daß mich Menschen nach einem Seminar ansprechen oder mir Briefe schreiben und von einem »Wunder« erzählen, wie niedergeschlagen oder krank sie vor ihrer Ernährungsergänzung mit Saftkuren waren. Diese persönlichen Erfahrungen bauen mich innerlich so auf, wie die Rohkost und Säfte ohne chemische Zusätze und ohne Konservierungsstoffe meinen Körper laben.

Jeden Tag versorge ich die 60 Billionen Zellen in meinem Körper mit frischen Säften und Rohkost. Wir brauchen auch Faserstoffe – niemand kann von Saft allein leben –, und ich nehme diese Faserstoffe durch die übrigen Lebensmittel auf. Säfte stehen jedoch immer an erster Stelle, wenn ich meine Ernährung plane. Ergänzen auch Sie Ihr Essen durch Säfte, nachdem Sie dieses Buch gelesen haben. Sie werden bemerken, daß Sie mit Säften eine wundervolle Entdeckung gemacht haben, die Ihnen einen schmackhaften Weg zu einer guten Gesundheit ebnen.

Die Vorzüge von Säften

Wie gesagt: Wir sind, was wir essen. Die Nahrung, mit der wir unseren Körper versorgen, bestimmt die Gesundheit jeder Zelle und jeden Organs. Der menschliche Körper benötigt ›lebende‹ Nahrung, um ›lebende‹ Zellen aufzubauen. Unter lebender Nahrung verstehe ich ungekochte Früchte und Gemüse. Darunter fallen auch andere Lebensmittel, wie Nüsse, Körner, Samen und Kräuter. Sie werden vom Boden geerntet und zunächst nicht durch andere Tiere aufgenommen, wie es bei Fleisch, Geflügel und Fisch der Fall ist. Aus diesem Grund bezeichne ich sie als lebend – d. h. voller Lebenskraft.

Wenn wir frische Früchte und Gemüse essen, entzieht unser Körper den Faserstoffen, was er an Flüssigkeit braucht, und leitet sie dann im Verdauungstrakt weiter. Diese extrahierte Flüssigkeit ist ein Saft, der die gleichen Elemente enthält wie der Saft, den Sie mit Hilfe des Entsafters in Ihrer Küche herstellen. Durch das Trinken von Säften umgehen Sie einen Verdauungsprozeß – das Extrahieren der Flüssigkeit aus den Faserstoffen – und versorgen den Körper wirksam mit Nährstoffen. Der Entsafter trennt den Saft von den Faserstoffen, so daß das, was Sie trinken, kein Fruchtfleisch mehr enthält und Ihr Körper somit die maximale Menge an Nährstoffen in wenigen Minuten erhält. Der Saft aus dem Entsafter unterscheidet sich von dem abgefüllten eingedosten oder konzentrierten Saft, den Sie im Supermarkt kaufen können; erstens ist er absolut frisch – dies ist sehr wichtig, da Nährstoffe kurz nach dem Entsaften einen großen Teil ihres Wertes verlieren; zweitens wird der Saft aus dem Entsafter nicht pasteurisiert, d. h. erhitzt, und ist deshalb voll lebender Zellen, die ich für so wichtig für eine gute Gesundheit halte; letztlich ist der frische Saft völlig rein, also frei von Zusatzstoffen und Konservierungsmitteln.

Fast jedem gefällt die Vorstellung, frisch ausgepreßte, reine Säfte zu trinken. Dennoch hegen viele eine verbreitete falsche Vorstellung von einem Entsafter. Sie fragen, warum sie die Früchte oder Gemüse nicht einfach in einen Mixer geben können. Die Antwort ist einfach: Der Mixer püriert die Nahrung und macht daraus nichts anderes als einen verflüssigten

Brei. Der Entsafter dagegen entzieht den Faserstoffen den lebensspendenden Saft.

Eine Tasse Karottensaft enthält die entsprechende Menge an Nährstoffen wie vier Tassen roher, zerkleinerter Karotten. Frisch gepreßte und sofort getrunkene Säfte enthalten etwa 95% der Wertstoffe der Früchte bzw. Gemüse und versorgen den Körper über den Blutkreislauf sofort mit den notwendigen Mineralstoffen und Vitaminen. Die meisten Menschen brauchen dann keine anderweitigen Nahrungsergänzungen mehr. Deshalb ist der Einbezug von Säften in Ihre Ernährung ein rein natürlicher und gesunder Weg, um den Körper mit den notwendigen Nährstoffen auszustatten.

Gemüse- und Fruchtsäfte

Es ist wichtig, den Unterschied zwischen Säften, die aus Früchten, und solchen, die aus Gemüse hergestellt werden, zu verstehen. Die meisten, die einen Entsafter erstehen, beginnen sofort damit, Früchte zu verarbeiten. Schließlich sind sie es gewohnt, Orangensaft und Apfelsaft zu trinken und möchten nun den ›wahren‹ Saft trinken. Glauben Sie mir, nichts läßt sich mit einem selbst entsafteten Apfelsaft vergleichen; er schmeckt sogar noch intensiver nach Apfel als die Frucht selbst. Aber so köstlich die Fruchtsäfte auch sein mögen, ich tendiere eher dazu, Früchte zu essen und Gemüse zu entsaften. Es gibt einige Gründe, warum ich mehr Gemüse- als Fruchtsäfte trinke und umgekehrt mehr Obst als Gemüse esse.

Erstens ist Gemüse schwerer zu verdauen, wenn es im ganzen gegessen wird. Es ist wuchtiger und wird im Körper langsamer verarbeitet als Früchte. Wenn man Gemüsesäfte trinkt, wird die Nahrung sofort vom Körper absorbiert.

Zweitens enthalten Gemüse die Bausteine für starke, gesunde Muskeln, Gewebe, Drüsen und Organe. Wenn man

Gemüse in Saftform konsumiert, ist sichergestellt, daß fast 100% der verfügbaren Nährstoffe, besonders die Mineralien, verwertet werden.

Drittens werden ganze Früchte leichter verdaut als Gemüse und sie sind eine gute Faserstoffquelle. Außerdem kann man ganze Früchte leichter essen als ganzes Gemüse. Sie haben wahrscheinlich weniger Schwierigkeiten, ein paar Äpfel am Tag zu essen als ein paar Dutzend Karotten. Früchte, wie Birnen und Äpfel, enthalten auch viel Pektin, eine Verdauungshilfe, die den Körper regulieren hilft und die am besten absorbiert wird, wenn die Frucht im ganzen gegessen wird.

Schließlich revitalisieren und reinigen Früchte den Körper. Obwohl ich Fruchtsäfte trinke, um mir am frühen Morgen oder während des Tages schnell Energie zuzuführen, esse ich hauptsächlich frische Früchte, wie Äpfel, Pfirsiche, Beeren oder Melonen. Wie ich noch wiederholen werde, trinke ich jeden Tag zwei Gläser Fruchtsaft und mindestens vier Gläser Gemüsesaft. Aber Sie können die Vorteile von Säften auch dann schon ernten, wenn Sie Ihre Ernährung nur durch ein Glas Saft täglich ergänzen. Sie werden frische Säfte wahrscheinlich so schätzen lernen, daß Sie bald zwei oder drei Gläser hinzufügen werden. Und Sie werden sich gut fühlen und super aussehen.

Die wichtigsten Säfte

Alle Früchte und Gemüse spielen eine wichtige Rolle für eine gute Gesundheit, aber einigen kommt eine größere Bedeutung zu. Karottensaft und Selleriesaft werden bald Bestandteil Ihrer täglichen Kur sein, wenn Sie mit dem Entsaften beginnen, ebenso wie Apfelsaft, ein herrlich vielseitiger Saft, der die Lücke zwischen Früchten und Gemüse schließt, da er der einzige ist, der mit beiden mischbar ist.

Blattgemüse, wie Spinat, Petersilie und grüner Salat, sowie

Keime (besonders Weizenkeime, die Sie auch zu Hause ziehen können, siehe Seite 143 ff.) sind besonders wichtig. Melonensaft (Kantaloupe, Honigmelone und Wassermelone) und Ananassaft sind besonders gesund und ohne Mühe herzustellen. Sie können mit der Schale, den Kernen und allem anderen entsaftet werden, damit alle zur Verfügung stehenden Nährstoffe dieser süßen, saftigen Früchte erhalten bleiben. Zitronensaft ist schließlich eine hervorragende Quelle für Vitamin C, ein äußerst wichtiges Vitamin, das der Körper nicht speichern kann und das deshalb täglich neu zugeführt werden muß.

Entsaften: Der Gesundheit zuliebe

Wenn Sie frische Säfte trinken und genügend Vollwertkost essen, um sich mit Faserstoffen und Eiweiß zu versorgen, leisten Sie einen vernünftigen Beitrag zu einer gesunden Ernährung. Aber Säfte können so viel mehr. Die Fülle lebender, ungekochter Nahrung befreit Ihren Körper von Giftstoffen und Sie fühlen sich gleichzeitig frisch, entspannt und voller Energie. Die reine Nahrung bewirkt, daß Ihre Haut schön aussieht, Ihr Haar glänzt und Sie einen frischen Atem haben; Ihr ganzes System wird so gut reguliert, daß Sie sich nicht weiter darum kümmern brauchen. Erkältungen und Schnupfen treten seltener und in größeren Abständen auf; viele berichten, daß sich arthritische Gelenke mit erneuerter Flexibilität lockern; Zahnfleisch und Zähne werden weniger anfällig für Zahnfleischbluten und Karies.

Das ist noch nicht alles. Die Forschung hat nachgewiesen, daß Betakarotin eine signifikante Rolle bei der Vorbeugung vieler Krankheiten spielt. Es wirkt als Antioxydans, das schädlich geladene Moleküle, bekannt als freie Radikale, neutralisiert. Dadurch schützt Betakarotin den unschätzbaren genetischen Plan jeder Zelle, was für gesunde Zellen bedeutet, daß sie weniger anfällig für bösartige Tumoren sind.

Heutzutage fordern die Ärzte jeden auf, mehr Gemüse mit Betakarotin zum Schutz vor einer Reihe von Krebskrankheiten zu essen. Karotten sind ein guter Lieferant von Betakarotin, ebenso wie alle Kreuzblütler: Broccoli, Kohl, Spinat, Blumenkohl, Rosenkohl, Grünkohl, Kresse, Kohlrabi und Steckrüben. Die ›Amerikanische Krebsgesellschaft‹ empfiehlt, drei- bis viermal wöchentlich eine Portion dieser Gemüsesorten zu verzehren. Die Gesellschaft legt dar, daß »diese Gemüse die Häufigkeit von Dickdarm-, Magen- und Speiseröhrenkrebs reduzieren helfen. Bei Tieren haben diese Gemüse die Auswirkungen von karzinogenen Stoffen gehemmt«. Ich glaube, daß Saftkuren der ideale Weg sind, diese wertvollen Gemüse roh und in ausreichender Menge zu konsumieren, so daß die wichtigen Nährstoffe effektiv wirken können.

Auch Chlorophyll ist ein Element, das sich als wertvoll für den Menschen erwiesen hat. Chlorophyll, das nur in Pflanzen vorkommt, scheint das Wachstum von Tumoren zu bekämpfen, besonders in den Lungen, indem es auf die Nebennieren wirkt und die Lymphknoten reinigt, das Blut anreichert und verstopfte Arterien befreit. Trotz vieler Versuche gelingt es nicht, Chlorophyll im Labor herzustellen. Aber Sie können genügend Chlorophyll durch Grünpflanzen, wie Spinat, Broccoli, Selleriegrün und Kohl aufnehmen.

Dies sind nur einige Möglichkeiten, wie Säfte aus frischem Gemüse und Früchten Ihr Leben verbessern und eine Reihe von Krankheiten, von denen einige sehr ernst, andere lediglich unangenehm sind, verhindern helfen können.

Ich beginne auf Seite 108 die Früchte und Gemüse, die ich für das Entsaften bevorzuge, alphabetisch aufzulisten. Lesen Sie diesen Abschnitt als Einkaufs- und Warenführer. Sie werden die besonderen Vorteile jedes Produkts für die Gesundheit verstehen. Von Seite 184 an beschreibe ich die zahlreichen Gesundheitsprobleme, die durch eine gesunde Diät mit Säften und rohen Früchten und Gemüsen verbessert oder manchmal verhindert werden können. Der vielleicht wichtigste Teil beginnt auf Seite 44, wo ich über Rezepte für frische, köstliche Frucht- und Gemüsesäfte bereitstelle, die schließlich Ihrer Gesundheit zugute kommen.

Das ist alles – es gibt keine Tricks, keine besonderen Rezepturen, man muß keine fremdartigen Produkte in seltsamen Geschäften suchen, keine Pillen und kein Pulver mit Wasser verrühren. Ich trete für Lebensmittel ein, die man leicht in jedem Supermarkt, Biomarkt oder bei einem Gemüsehändler auf dem Land finden kann.

Einfach? Vernünftig? Köstlich? Na klar!

3

Wie man eine Naturkostküche einrichtet

Falls Sie bereits einen Entsafter besitzen, sind Sie schon auf dem besten Weg, Ihre Küche als Naturkostladen zu gestalten – einen Raum, in dem Sie herrliche Säfte und natürliche Mahlzeiten zubereiten, die nahrhaft sind und gut schmecken. In einer Naturkostküche beginnt die Gesundheit der Familie, hier wird Ihren Kindern und Freunden Ihre Liebe durch das Essen, das Sie zubereiten, und durch die Säfte, die Sie anbieten, zuteil. Eine Naturkostküche ist ein sauberer, heller und freundlicher Ort – sie riecht nie nach brutzelndem Fett, es wird nie alles Leben aus dem Essen gekocht. Es gibt keine ungebührliche Menge an verpackten und behandelten Nahrungsmitteln, pappige Zuckerwaren, Marmeladen, Konfitüren oder Sirup in den Regalen, kein vorgekochtes Essen für den Mikrowellenherd oder in Folien verpackte Tiefkühlkost. Die Küche ist statt dessen gefüllt mit frischen Produkten, duftenden Kräutern und passenden Gewürzen. Auf den Regalen stehen Behälter mit Getreidekörnern und Bohnen, der Kühlschrank ist beladen mit Gemüse und Früchten.

Ob Sie nun über eine kleine Apartmentküche, eine geräumige Landhausküche oder etwas dazwischen verfügen, es genügt, um sie mit den wenigen Dingen auszustatten, die für das Entsaften und natürliche Kochen notwendig sind. Jedesmal, wenn Sie den Raum betreten, werden Sie sich an den Körben und Schüsseln erfreuen, die mit farbenfrohen, frischen Produkten gefüllt sind und die darauf warten, entsaftet oder auf andere Weise in ihrem reinen, natürlichen Zustand konsumiert zu werden.

Wie man die Nahrung in einer Naturkostküche vorbereitet

Gleichgültig, wie begeistert Sie sind, wenn Sie Ihren neugekauften Entsafter mit nach Hause bringen: Sie müssen einige einfache Regeln zur Vorbereitung und Lagerung der Produkte befolgen, damit Ihr Enthusiasmus nicht verfliegt, bevor die Vorzüge des Saftkurens Erfolg zeigen.

Kaufen Sie nur soviel, wie Sie für eine Woche brauchen. Frische Früchte verderben selbst unter den besten Bedingungen. Es ist bedauerlich, um nicht zu sagen verschwenderisch, verdorbene Früchte und Gemüse in den Abfall oder auf den Kompost zu werfen. Linda und ich rechnen mit 12 Kilo Karotten pro Woche für unsere vierköpfige Familie, und da Karotten über Wochen haltbar sind, kaufen wir sie oft in 25 Kilo-Säcken, die wir an einem kühlen Ort lagern. Wir versuchen, nur kontrolliert-biologische Ware zu kaufen – ich fahre deshalb gern eine Stunde Umweg! Zu Hause waschen wir die Karotten mit kaltem Wasser und trocknen sie. Kontrolliert-biologisch angebautes Obst und Gemüse muß nicht weiter geputzt, sondern nur unter fließendem kalten Wasser von dem Schmutz befreit werden, der sich beim Ernten oder Transport angesammelt hat.

Wenn Obst und Gemüse nicht aus kontrolliert-biologischem Anbau stammen, waschen Sie es in Wasser, dem Sie ein sanftes, biologisch abbaubares Spülmittel zugesetzt haben, um die Ware von schädlichen Pestiziden und anderen chemischen Rückständen zu befreien. Anschließend wird unter fließendem Wasser nachgespült, die Produkte mit einem weichen Tuch oder an der Luft getrocknet (auch ein Fön kann gute Dienste leisten) und lagert sie danach im Kühlschrank oder auf einem Regal, je nach Sorte und Grad der Reife. (Die Richtlinien für spezielle Früchte und Gemüse finden Sie in Kapitel 5.) Grünes Gemüse, wie Salat und Spinat, wird mit der Salatschleuder getrocknet und danach im Kühlschrank in großen Plastiktüten aufbewahrt. Vergewissern Sie sich, daß die Blätter völlig trocken sind, sonst können sie bei der Lagerung faulen.

Ich möchte unterstreichen, wie wichtig es ist, alle Produkte gleich nach dem Einkauf zu reinigen. Nichts ist umständlicher, als ein Bündel Spinat oder Petersilie waschen und trocknen zu müssen, wenn Sie nach einem frischen Glas Saft dürsten. Vielleicht geben Sie Ihr Verlangen auf, wenn Sie mit dieser Arbeit konfrontiert werden. Wenn Sie sich nach dem Einkaufen ein wenig Zeit dafür nehmen, einen größeren Vorrat zu waschen, zu trocknen und zu lagern, macht es Ihnen keine weitere Mühe, Ihre Ernährung mit Saftkuren zu ergänzen.

Kaufen Sie, wenn möglich, frische Kräuter, oder noch besser, pflanzen Sie Ihre eigenen Kräuter in Töpfen auf der Fensterbank oder einem kleinen Gartenbeet. Getrocknete Kräuter und Gewürze sollen möglichst in Glasflaschen aufbewahrt und an einem dunklen Ort gelagert werden. Versehen Sie die Gläser und Flaschen mit dem jeweiligen Lagerdatum und werfen Sie alle Kräuter und Gewürze weg, die älter als drei oder vier Monate sind.

Züchten Sie Ihre eigenen Keime (Seite 143 ff.) und Weizengras (Seite 161 ff.). Keime sind eine hervorragende Nährquelle und sehr leicht und billig herzustellen. Beziehen Sie Ihre Kinder mit ein, die großen Spaß daran entwickeln werden. Weizengras erfordert etwas mehr Aufwand als Keime, aber wegen der gesundheitlichen Vorzüge lohnt es sich, in der

Speisekammer oder in einer Ecke der Küche Platz für die Anbaukästen zu schaffen.

Geräte und Ausstattung für eine Naturkostküche

Während einige Ihrer Küchengeräte überflüssig werden, sobald Sie mit dem Saftkuren beginnen, gewinnen andere eine neue Bedeutung. Der Mikrowellenherd beispielsweise wird Staub ansetzen, während der Kühlschrank zum Mittelpunkt Ihrer Küchenaktivität wird. Falls Sie eine große Familie haben, können Sie eventuell auch einen zweiten Kühlschrank für zusätzliche Lagerung kaufen; man kann oft ein günstiges gebrauchtes Modell finden, das man in den Keller oder in die Garage stellen kann. Wenn Sie die Art von Koch sind, der seinen Messern und deren Schliff kaum Aufmerksamkeit schenkt, werden Sie von nun an die Schneiden Ihrer Messer prüfen und vielleicht sogar einige neu erwerben.

Der Entsafter ist der Star der Naturkostküche. Teilen Sie ihm einen wichtigen Platz auf der Theke zu, vorzugsweise in der Nähe der Spüle mit viel Platz um ihn herum. Das Surren seines Motors wird ein wohlvertrautes Geräusch in Ihrem Haus werden, das Kinder und Erwachsene in die Küche lockt, um dort den frisch gepreßten Saft zu probieren.

Ich werde nun die Ausstattung beschreiben, die ich für effizientes und mühelos gesundes Kochen und Entsaften empfehle. Man braucht dazu nicht viel, und wahrscheinlich haben Sie schon das meiste. Das erste und wichtigste ist der Entsafter. Das ist das einzig teure Gerät, aber wenn Sie bedenken, wie oft am Tag, in der Woche, im Monat Sie es benutzen, dann wird sein Wert offensichtlich. Schließlich zögern Sie ja auch nicht, einen Herd zu kaufen. Um mehr Saft in Ihrem Leben zu haben, ist ein Entsafter ebenso wichtig, wenn nicht noch wichtiger – und er kostet wesentlich weniger.

Der Entsafter

Der Entsafter, den ich habe, ist der beste, den es gibt. In all den vierzig Jahren, in denen ich gelehrt und gezeigt habe, wie man entsaftet, habe ich fast dreihundert verschiedene Geräte ausprobiert und keines konnte mich von der Überlegenheit des Juiceman-Entsafters abbringen. Da der Saft wichtiger ist als der Entsafter, hoffe ich, daß Sie motiviert sind, einen guten Entsafter zu kaufen, und sich auf den Weg zu einer gesünderen Ernährung und einem dynamischeren Lebensstil begeben.

Der Preisunterschied zwischen den Entsaftern sollte sich auf die Größe des Gerätemotors beziehen. Ein teurer Entsafter sollte einen Elektromotor von mindestens ⅝ PS haben, der eine harte, messerscharfe Klinge mit 6000 Umdrehungen/Minute bewegen kann. Ein weniger teurer Entsafter sollte immer noch einen kräftigen Motor mit wenigstens ¼ PS besitzen. Der Motor und die Klinge müssen in der Lage sein, auch Schalen, Stiele und Rinden in großen Mengen verarbeiten zu können.

Der Entsafter sollte leicht sein, etwa 5 Kilo. Auch ist von Vorteil, wenn er mit einer verstärkten Tragevorrichtung versehen ist. Dadurch können Sie ihn leicht zusammenpacken und mit auf Reisen nehmen. Das ist wichtig, egal, welchen Entsafter Sie kaufen. Die Tragevorrichtung sollte so konstruiert sein, daß sie leicht in die Staukästen im Flugzeug paßt, und sie sollte leicht genug sein, um sie auf Ihren Schultern über Flughäfen, Bahnhöfe oder Geschäftsstraßen tragen zu können. Dies ist für mich besonders wichtig, da ich immer unterwegs bin, um die Vorzüge von Saftkuren zu demonstrieren. Niemals kann ich ohne einen Entsafter in einem Hotelzimmer sein, um die frischen Säfte zuzubereiten, die ich für Energie und gute Gesundheit brauche.

Der Entsafter sollte so konstruiert sein, daß man einen Saft nach dem anderen auspressen kann, ohne die Maschine jedes Mal auseinanderbauen und reinigen zu müssen. Der Behälter sollte schräg sein, so daß der Saft in dem Moment, wenn Ware in den Trichter gegeben wird, durch das Sieb hinausläuft und das Fruchtfleisch die Wand hoch und an der Hinterseite der Maschine herausgedrückt wird.

Der beste Klingenbehälter ist aus rostfreiem Stahl; das Fruchtfleisch sollte außerhalb der Maschine in einem großen Auffangbehälter ausgeworfen werden – nicht in der Maschine, damit sie nicht jedesmal auseinandergenommen werden muß, wenn das Fruchtfleisch zu viel wird. Wenn der Auffangbehälter freisteht, kann man ihn, ohne die Maschine demontieren zu müssen, leeren. Diese Art Auffangbehälter ist auch leicht zu reinigen.

Außer dem Behälter für das Fruchtfleisch und dem Sockel des Entsafters gibt es nur wenig mehr zu beachten. Der Behälter für den Saft, das Klingengehäuse und der Deckel sollten gut und einfach zusammenpassen und durch einen einzigen Mechanismus einschnappen, so daß der Entsafter leicht zusammenzubauen und für das Reinigen leicht zu demontieren ist.

Pflege und Reinigung des Entsafters. Wie schon erwähnt, sollten Sie den Entsafter an einem günstigen Ort in der Küche aufstellen. Da Sie viel Obst und Gemüse verarbeiten werden, das gewaschen und zerkleinert werden muß, ist der ideale Standpunkt für den Entsafter neben der Spüle und mit einem Arbeitsbereich, der genug Platz für ein großes Schneidebrett bietet. Achten Sie darauf, daß das Kabel des Entsafters der Spüle nicht zu nahe kommt. Da etwas Fruchtfleisch und Saft unvermeidlich auf dem Tisch landen könnte, bewahren Sie Ihre Kochbücher vom Entsafter entfernt auf.

Beim Entsaften sammelt sich das Fruchtfleisch in dem Auffangbehälter. Nach acht bis zehn Stunden entwickelt sich ein sauerer Geruch und es können kleine Mücken und Fruchtfliegen wie aus dem Nichts auftauchen. Deshalb empfehle ich, das ausgepreßte Fruchtfleisch so oft wie möglich zu entfernen. Es ergibt guten Kompost. Sollten Sie aber keinen Komposthaufen haben, werfen Sie es in den Abfall.

Reinigen Sie den Entsafter nach jedem Gebrauch, sonst klebt das Fruchtfleisch fest und macht die Reinigung des Gerätes etwas schwieriger. Je nach Ihrem Zeitplan reinigen Sie den Entsafter ein-, zwei- oder mehrmals am Tag. Denken Sie daran, daß Sie den Entsafter nicht nach jedem Auspressen verschiedener Safttypen reinigen müssen: Wenn Sie Karotten entsaften und Ihr Partner oder Ihr Kind möchten einen Apfel-Birnen-Saft, machen Sie beide Säfte und reinigen Sie den Entsafter danach.

Um den Entsafter zu reinigen, demontieren Sie die beweglichen Teile und spülen Sie sie unter fließendem Wasser ab.Es gibt kein Öl oder klebrigen Zucker, die Sie mit einem Spülmittel entfernen müßten, einfaches Wasser genügt.

Das Maschennetz erfordert normalerweise ein wenig Schrubben mit einer Bürste oder einem weichen, seifenfreien Lappen.

Ich empfehle, die Teile hin und wieder in heißem Wasser, vermischt in einem Spülmittel, einzuweichen. Wenn Sie die Teile über Nacht in der Lösung belassen, können Sie Karotten- und andere Flecken mit ein wenig Reiben leicht entfernen. Vergessen Sie nicht, die Teile gut abzuspülen, bevor Sie den Entsafter wieder zusammensetzen.

Weitere Geräte

Obwohl der Entsafter das wichtigste Gerät Ihrer Küchenausstattung für das Saftkuren darstellt, sind auch andere Gegenstände unumgänglich, wieder andere sehr hilfreich. Ich werde die Ausrüstung in alphabetischer Reihenfolge auflisten. Je nach Ihrer Art zu kochen und Ihrer Ernährungsweise, werden Sie manche Geräte für unentbehrlicher einstufen als andere. Ich glaube jedoch nicht, daß jemand ohne Messer und Schneidebrett zurechtkommt.

Dampfkochtopf. Versuchen Sie einen Dampfkochtopf zu bekommen, bei dem sich nur der äußere Teil beim Kochen erhitzt. Dieser überträgt die Hitze auf das Wasser im Luftraum, der wiederum den Dampf erzeugt, der die innere Wand des Behälters, in dem sich die Nahrung befindet, erhitzt. Das Kontrollventil soll konstant auf 105° C bleiben, selbst wenn die Wärmezufuhr gesteigert wird, steigt die Temperatur nicht. Somit wird die Nahrung gleichmäßig erhitzt. Es gibt keinen angebrannten Reis mehr!

Gemüsebürste. Kaufen Sie eine robuste Gemüsebürste, um Produkte mit rauher Schale, wie Kartoffeln und Karotten, zu säubern. Dies ist vor allem bei kontrolliert-biologisch angebauten Früchten und Gemüse wichtig, da sie zwar nicht gespritzt sind, aber voll Gartenerde sein können. Die Bürste eignet sich auch gut für die Reinigung der Maschennetze des Entsafters.

Glasmeßbecher. Es ist sehr hilfreich, einen Meßbecher zu haben, auf dem die Gramm-Einheiten angegeben sind. Dadurch können Sie genau sehen, wieviel Saft eine einzelne Frucht oder ein Gemüse ergibt; das ist besonders wichtig bei ›grünen‹ Säften, die nicht nur mit anderen Säften gemischt werden, sondern die Sie außerdem nicht in größeren Mengen als 50 bis 75 ml auf einmal zu sich nehmen sollten.

Keimbehälter. Ich schlage Ihnen vor, drei 20 bis 25 cm hohe Keimbehälter für die jeweils meistverwendeten Keime zu kaufen: Luzerne, Adzuki und Erbsen/Linsen (Erbsen und Linsen wachsen gut zusammen, deshalb liste ich sie zusammen auf). Jeder Behälter sollte aus drei Schalen bestehen, wie es sie überall im Fachhandel gibt. Eine Schale hat kleine Löcher für die Luzernenkeime, die anderen beiden haben jeweils größere Löcher für die anderen Keime.

Küchenwaage. Eine Waage, die bis zu einem Pfund abwiegen kann, ist hilfreich, wenn Sie mit dem Entsaften beginnen. (Eine 5-Pfund-Waage ist auch gut.) Wie sollten Sie sonst wissen, wieviel 100 g Weintrauben oder 300 g Honigmelone sind? Nach ein paar Wochen können Sie die Waage zur Seite stellen, da Sie gelernt haben, die Menge abzuschätzen, die Sie für eine bestimmte Menge Saft benötigen. Vielleicht lassen Sie die Waage aber auch auf dem Tisch stehen, um andere Lebensmittel, wie Körner und Mehl, abzuwiegen.

Messer. Sie werden vielleicht über die Preisunterschiede von Messern überrascht sein. Denn Messer ist nicht gleich Messer. Es lohnt sich durchaus, in ein paar Messer von hoher Qualität zu investieren. Sie halten ein Leben lang und machen das Schneiden und Zerkleinern zu einem Kinderspiel. Gute Messer aus legiertem, rostfreiem Stahl sind ausgewogene, robuste Werkzeuge, die ihre Schneideflächen mit der Zeit nicht verlieren und die man, wenn sie stumpf werden, leicht wieder schärfen kann. Messer, bei denen die Schneidezähne aus der Klinge gestanzt sind, sind keine gute Wahl. Vom Preis kann man normalerweise gut auf die Qualität eines Messer schließen. Vergewissern Sie sich, daß die Schneide bis an das Ende des Griffes reicht, was bei vielen Messern durch zwei oder drei Nieten im Griff deutlich wird. Manche Messer haben strapazierfähige Plastikgriffe ohne Nieten. Nehmen Sie das Messer schließlich in die Hand: es sollte sich ausgewogen anfühlen.

Ein Naturkostkoch sollte für den normalen Gebrauch einige gute Schneidemesser mit einer 8-cm-Klinge und ein Chefmesser mit einer 20-cm-Klinge besitzen. Ein Sägemesser zum Brotschneiden ist auch sehr nützlich. Bewahren Sie die Messer in einem Holzblock oder Ständer auf. Wenn sie in eine Schublade zusammen mit anderem Besteck liegen, können sie abstumpfen, da sie aneinanderstoßen; auch könnten Sie sich versehentlich schneiden, wenn Sie in die Schublade greifen. Obwohl die meisten Messer heutzutage spülmaschinenfest sind, empfehle ich Ihnen, sie mit der Hand abzuwaschen, da sie in der Spülmaschine, genau wie in der Schublade, aneinanderreiben und sich somit die Kanten abschleifen.

Ein Messer ist nur so gut wie seine Klinge. Deshalb sollten Sie in ein Schleifgerät investieren. (Verwechseln Sie nicht Stahlwetzstein und Schleifgerät. Der Stahl dient dazu, nach jedem Gebrauch die winzigen Metallsplitter von der Messerschneide zu entfernen.) Es gibt elektrische und manuelle Schleifgeräte, die bei Bedarf dazu verwendet werden, die Kanten zu schärfen. Die meisten Köche beurteilen die Schärfe nach Gefühl – je nachdem, wie leicht beispielsweise ein Messer eine Tomate schneidet. Die Messer sollten im allgemeinen alle zwei bis drei Wochen nachgeschliffen werden.

Mini-Zerkleinerer oder Kaffeemühle. Diese kleinen Geräte sind sehr hilfreich, um kleine Mengen an Nüssen und Samen zu zermahlen. Sie haben beide die gleiche Effektivität. Sie können Nüsse und Samen auch im Mixer oder der Küchenmaschine zerkleinern. Doch die kleinen Geräte sind schneller, leichter zu reinigen und sind für kleine Mengen am besten geeignet. Sie können aber auch eine Handmühle verwenden.

Mixer. Ein kraftvoller Mixer ist hervorragend geeignet, um Mixgetränke herzustellen – Saftkombinationen, die nicht allein mit dem Entsafter bereitet werden können. Bananen zum Beispiel sind zum Entsaften zu weich, aber man kann sie mit Orangen- oder Ananassaft mixen und einen köstlichen, dicklichen Saft daraus bereiten. Außerdem können Sie den Mixer jeden Tag für Salatdressings, Suppen und Soßen benutzen. Ich schlage Ihnen vor, einen Mixer mit starkem Motor zu kaufen, der bei längerem Gebrauch nicht nachläßt. Einige Mixer haben auch abnehmbare Behälter, die das Aufbewahren von pürierten Nahrungsmitteln erleichtern. Handmixer sind gut für Salatdressings, Suppen und Soßen geeignet, aber nicht für das Mixen von Säften.

Viele Menschen haben mich im Laufe der Jahre nach dem Unterschied zwischen einem Entsafter und einem Mixer gefragt. Warum könnte man nicht einfach einen Apfel zerkleinern und zu Saft pürieren? Die Antwort ist einfach: Der Mixer püriert oder zerkleinert die Frucht; der Entsafter trennt den lebensspendenden, kräftigenden Saft von der Frucht oder dem Gemüse und entfernt die unverdaulichen Faserstoffe. (Im Saft sind noch einige Faserstoffe enthalten.) Der Saft wird vom Körper absorbiert, und seine Nährstoffe kommen fast unmittelbar zur Wirkung. Die Verdauung von Faserstoffen dauert Stunden; und obwohl sie einen notwendigen Bestandteil der Ernährung ausmachen, gibt es andere Wege, sie aufzunehmen.

Schneidebrett. Die besten Schneidebretter, die ich gefunden habe, bestehen aus weißem Polyäthylen. Diese Bretter sind leicht sauber zu halten. Im Gegensatz zu Holzbrettern verziehen sie sich nie, brechen nicht und setzen keinen Schimmel an. Das Brett, das ich benutze, mißt etwa 40 × 50 cm. Wenn ich ein Schneidebrett benutze, lege ich ein Tuch unter, damit es während der Arbeit nicht vom Tisch rutscht. Das Tuch soll kleiner sein als das Brett, damit es nicht schmutzig wird.

Schnitzelmaschine. Schnitzelmaschinen, die in ihrer Funktion dem Mixer ähneln, haben in der Regel mehr Kapazität. Sie sind sehr nützlich, um große Mengen an Gemüse zu zerkleinern oder um sowohl kalte als auch warme pürierte Suppen auf Gemüsebasis zu bereiten. Für gut geeignet halte ich auch eine Handschneidemaschine (V-Schneider genannt), die viele Funktionen einer Schnitzelmaschine ausführen kann.

Salatschleuder. Dieses nützliche Gerät trocknet Salat und andere Grünpflanzen mit Hilfe der Zentrifugalkraft. Da die Salate in dem Sieb der Schleuder gedreht werden, werden sie nicht beschädigt und brauchen danach nicht weiter getrocknet zu werden; man kann sie höchstens mit einem weichen Tuch abtupfen. Dieses Schleudern spart uns eine Menge Zeit, vor allem seit Linda und ich soviel Salat innerhalb einer Woche verzehren.

Siebe. Ich siebe den Saft normalerweise, wenn er aus dem Entsafter kommt, obwohl ihn viele so trinken, wie er ist. Versuchen Sie Siebe mit feinen Maschen zu finden, die nicht ganz aus Stahl sind. Etwa einmal im Monat, wenn die Siebe sich durch Karotten verfärbt haben, weiche ich sie in siedendheißes Wasser, gemischt mit einem Becher Spülmittel, ein. Danach sehen sie aus wie neu.

Töpfe und Pfannen. Ich empfehle schwere, rostfreie Stahltöpfe und -pfannen. (Für ältere Leute sind diese oft zu schwer; sie sollten deshalb leichteres rostfreies Kochgeschirr verwenden.) Ich rate auf jeden Fall von Aluminiumpfannen ab, denn Spuren von Aluminium können in die Nahrung übergehen. Aus dem gleichen Grund sollten Sie Teflonpfannen vermeiden. Die Beschichtung besteht aus aluminiumhaltigen Chemikalien und anderen Toxinen, die in unserem Blutkreislauf nichts verloren haben.

Sie brauchen mehrere Kochtöpfe und einen großen Topf, um Nudeln in schnell kochendem Wasser zu kochen. Vergewissern Sie sich, daß alle Ihre Töpfe und Pfannen gutsitzende Deckel haben, damit beim Kochen soviel Nährstoffe wie möglich in der Pfanne bleiben und nicht mit dem Dampf entweichen.

Vorratsbehälter. Lagern Sie Grüngemüse, gewaschen und getrocknet, in großen Plastikhüllen. Diese Hüllen lassen sich immer wieder benützen und sind somit weder teuer noch umweltgefährdend. Auch Tupperware ist gut für die Aufbewahrung von Gemüse geeignet. Ansonsten ziehe ich Glas zur Aufbewahrung dem Plastik vor, denn Glas nimmt keine Gerüche an und Plastik könnte mit der Zeit Giftstoffe abgeben. Ich benutze jedoch Glasbehälter mit Plastikdeckeln. Bewahren Sie Lebensmittel nie in Metallbehältern auf, auf keinen Fall in Aluminium. Um Essen vorzubereiten und zu servieren, empfehle ich Geschirr und Schüsseln aus Glas oder Steingut und Holzbesteck.

Diese wenigen Utensilien und Geräte machen Saftkuren einfach und angenehm. Ich empfehle Ihnen, Ihren Arbeitsplatz gut zu organisieren, damit alles leicht erreichbar ist – so müssen Sie nicht herummanövern, um eine Schüssel zum Mixen oder einen Behälter aus dem hintersten Teil des Schrankes zu holen. Reinigen Sie die Schubläden und Schränke; räumen Sie den Kühlschrank neu ein; kaufen Sie ein paar hübsche Körbe und Schalen, in die Sie die Früchte und das Gemüse legen können, um sie leicht zur Verfügung zu haben, und ordnen Sie sie gut sichtbar an, damit Sie sich an den schönen Farben und Formen erfreuen können. Kinder fühlen sich automatisch von solchen Nahrungsmitteln angezogen, wenn sie schön angeordnet sind. Ich verspreche Ihnen, daß das Geräusch des Entsafters und der schneidenden Messer bald zu den besten Momenten Ihres Tages wird.

4

Die Rezepte

Die Rezepte sind das Herz und die Seele dieses Buches. Deshalb sind sie, wie alles mit viel Herz, großzügig, nachsichtig und flexibel. Mit anderen Worten: Verwenden Sie die folgenden Kombinationen von Früchten und Gemüsen zur Herstellung von köstlichen, leckeren Säften. Bald werden Sie dann mit eigenen, ähnlichen Kombinationen experimentieren. Wenn Sie zum Beispiel eine Schale Erdbeeren und eine Ananas haben, aber keine Äpfel, dann pressen Sie eben daraus einen Saft. Sorgen Sie sich nicht, ob Sie den Saft herstellen können, den ich Tropical Sunset nenne. Denken Sie sich Ihre eigenen köstlichen Drinks aus. Falls Sie nur drei Karotten haben, das Rezept aber vier vorschreibt, machen Sie den Saft trotzdem. Oder vielleicht haben Sie Lust Blaubeer- mit Kiwisaft zu mischen? Warum nicht? Versuchen Sie es.

Säfte aus Grüngemüse

Die Ausnahme dieser Philosophie, ›die alles erlaubt‹, bilden grüne Gemüsesäfte. Mischen Sie unbedingt immer grüne Säfte mit verträglicheren und milderen Säften, wie Karotten-

oder Apfelsaft, sonst könnte es passieren, daß Sie vorübergehend Magenbeschwerden bekommen. Grüne Säfte werden aus fast allem hergestellt, was grün ist: Spinat, Broccoli, Kohl, Kopfsalat, Weizengras, Petersilie. Sellerie und Gurken sind Ausnahmen. Nur ein Viertel des Glases sollte mit Saft von grünem Gemüse gefüllt sein. Der Rest muß aus Apfelsaft, Karottensaft oder Selleriesaft bestehen. Trinken Sie darüber hinaus nicht mehr als 150 ml Rote-Bete-Saft oder 75 ml Weizengrassaft auf einmal.

Um Blattgemüse, wie Salat, Petersilie, Spinat und Grüngemüse zu entsaften, pressen Sie die Blätter zwischen Ihren Fingern zusammen, und drücken Sie sie in den Einfülltrichter; benutzen Sie den Schieber, um sie ganz in den Entsafter einzuführen.

Um Keime zu entsaften, wickeln Sie diese in ein Salat- oder Kohlblatt ein und geben sie so gebündelt in den Entsafter ein.

Wenn Sie weiche Nahrungsmittel, wie Beeren, Birnen und Grüngemüse entsaften, ist es ratsam, davor und danach feste Gemüse und Früchte, wie Karotten und Äpfel, zu entsaften. So können die weicheren Lebensmittel den Entsafter nicht verstopfen, da die festeren ihn ›durchspülen‹. Verwenden Sie Äpfel, um den Entsafter zwischen zwei Saftrezepturen ›zu reinigen‹. Das soll kein Ersatz für die Reinigung des Entsafters mit Wasser nach der Benutzung sein, aber Sie müssen so den Entsafter nicht jedesmal spülen, wenn Sie mehrere Saftsorten hintereinander herstellen.

Mischen Sie nicht Früchte und Gemüse

Vergessen Sie nicht: Frucht- und Gemüsesäfte mischen sich nicht. Die zwei wesentlichen Ausnahmen dazu bilden Karotten und Äpfel. Ich habe die Rezepte so angeordnet, daß die Mischungen, die unter ›Fruchtsäften‹ aufgeführt sind, nur aus Früchten bestehen; die Mischungen, die unter ›Gemüsesäften‹ aufgeführt sind, können jedoch manchmal auch aus Äpfeln (oder sogar Honigmelonen, Birnen und Ananas) bestehen.

Trinken Sie die Säfte sofort. Sie sollen nicht für einen späteren Zeitpunkt im voraus hergestellt, in einen Vorratsbehälter gegossen und aufbewahrt werden. Kurz nach dem Entsaften verlieren die Nährstoffe einen Großteil ihrer Wirkung; deshalb sollten Sie den Saft unmittelbar nach dem Auspressen trinken, um alle Vorzüge des Saftes genießen zu können. Und wenn Sie Gemüsesaft trinken, denken Sie daran, ihn gleichsam zu ›kauen‹. Das bedeutet, daß Sie den Saft im Mund hin- und herbewegen, bis er sich warm anfühlt und süß schmeckt. Die Kaubewegungen aktivieren zusammen mit der Nahrung die natürlich vorkommenden Verdauungsenzyme im Speichel.

Vorbereitungen zum Entsaften

Gerade weil es so wichtig ist, Säfte unmittelbar nach dem Entsaften zu trinken, schlage ich hier und an anderen Stellen des Buches vor, daß Sie die Nahrungsmittel waschen, sobald Sie vom Einkaufen zurückkommen, und dann richtig lagern, damit sie bei Bedarf sofort zum Entsaften verwendet werden können. (Siehe dazu in Kapitel 3 ›Wie man die Nahrung in einer Naturkostküche zubereitet‹, und Kapitel 5 ›Die Vorzüge von Obst und Gemüse‹ für weitere Informationen zum Einkauf, Waschen und Lagern von Früchten und Gemüsen.)

Obstsäfte

Fruchtsäfte sind Energiespender und reinigen den Körper. Ich trinke mindestens zwei Gläser täglich.

Denken Sie daran, die verwendeten Nahrungsmittel gut zu waschen und zu putzen. Lesen Sie Kapitel 5, um zu erfahren, wie Sie spezielle Früchte für das Entsaften vorbereiten. Achten Sie besonders auf Ananas- und Melonenschalen; entsaften Sie die Schale nicht mit.

Anmerkung: Bei den folgenden Rezepten entspricht 1 Portion etwa 0,2 l.

Anti-Virus-Cocktail

Apfel-Orangen-Saft

Diesen Drink wählen wir in der Winterzeit, bevor die Schule anfängt. Er ist einer der tollsten Fruchtsäfte, die immer gut schmecken. Die Kinder beschweren sich nie!

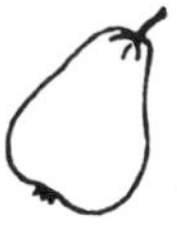

2 Äpfel
1 Orange

Schneiden Sie die Äpfel in schmale Scheiben. Schälen Sie die Orange, dabei soviel weiße Haut wie möglich daranlassen. Schneiden oder zerteilen Sie die Orange. Die Früchte in den Entsafter geben und auspressen.

Aprikosen-Ambrosia

Aprikosen-Weintrauben-Birnen-Saft

Diese Kombination ergibt einen Sommerdrink, an den man sich gerne erinnert, vor allem wenn Sie rote Trauben verwenden.

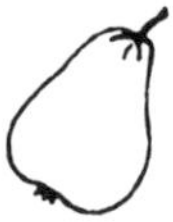

4 Aprikosen
75 g weiße oder rote Weintrauben, vorzugsweise aus kontrolliert-biologischem Anbau, mit Stielen
1 Birne

Aprikosen halbieren und die Kerne entfernen, Frucht in kleine Scheiben schneiden. Wenn es sich bei den Trauben um keine kontrolliert-biologische Ware handelt, entfernen Sie die Stiele. Die Früchte in den Entsafter geben und auspressen.

Honigmelonen-Saft

Dieser Saft ist sensationell. Er versorgt den Körper mit viel Betakarotin; wir trinken ihn im Sommer, weil er hervorragend schmeckt und die Verdauung fördert.

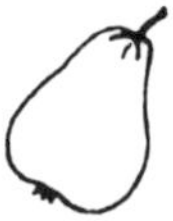

ca. 300 g Honigmelone (entspricht etwa einer Viertel Melone)

Die Honigmelone in Scheiben schneiden. Die Melone mit Schale und Kernen in den Entsafter geben und auspressen.

Der Muntermacher

Trauben-Kirsch-Saft

Ich liebe diesen Drink im Sommer, auf Eis. Daher auch der Name. Ja, er wirkt jedesmal. Wie man mir erzählt, hilft er auch gegen den kleinen Hunger. Mischen Sie ihn auch mit ein wenig Apfelsaft zur Geschmacksabrundung.

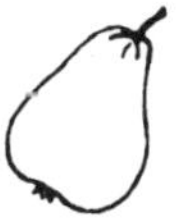

250 g dunkle Weintrauben, wenn möglich aus kontrolliert-biologischem Anbau, mit Stielen

½ Tasse schwarze Kirschen, entsteint

Wenn die Weintrauben nicht aus kontrolliert-biologischem Anbau stammen, entfernen Sie die Stiele. Die Früchte in den Entsafter geben und auspressen.

Bromelain Plus

Ananas-Saft

Dieser Drink befreit mich von größeren und kleineren Schmerzen. Die Ananas ist ein traditionelles Symbol der Gastfreundschaft. Wann immer Sie also Gäste haben, bieten Sie ihnen Bromelain Plus an!

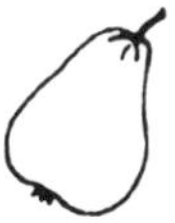

2 dicke Ananasscheiben, wenn möglich aus kontrolliert-biologischem Anbau

Wenn die Ananas nicht aus kontrolliert-biologischem Anbau stammt, entfernen Sie die Schale. Die Scheiben in Stücke schneiden und mit dem Mittelstück in den Entsafter geben und auspressen.

Weihnachtscocktail

Apfel-Weintrauben-Zitronen-Saft

Ich entwickelte dieses Rezept vor etwa 25 Jahren und finde immer noch, daß es der beste Partypunch für die Ferien ist.

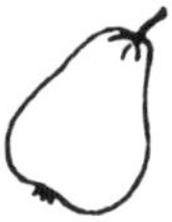

3 Golden Delicious oder andere süße Äpfel

100 g helle oder dunkle Weintrauben, wenn möglich aus kontrolliert-biologischem Anbau, mit Stielen

¼ unbehandelte Zitrone, mit Schale

Die Äpfel in schmale Scheiben schneiden. Wenn die Weintrauben nicht aus kontrollliert-biologischem Anbau stammen, entfernen Sie die Stiele. Schneiden Sie die Zitrone in Stücke. Die Apfelscheiben und die Trauben in den Entsafter geben und auspressen; wenn Sie etwa die Hälfte durchgepreßt haben, fügen Sie die Zitrone dazu.

Dämmerungspatrouille

Orangensaft

Orangensaft, wie Sie ihn noch nie getrunken haben – cremig, sämig und köstlich. Sie wissen nicht, wie Orangensaft wirklich schmeckt, bevor Sie ihn nicht frisch ausgepreßt haben.

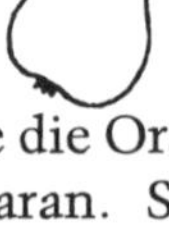

2 bis 3 Orangen

Schälen Sie die Orangen und lassen Sie so viel weiße Haut wie möglich daran. Schneiden oder zerteilen Sie die Orangen in Stücke. Die Fruchtstücke in den Entsafter geben und auspressen.

Der Kap Codder

Apfel-Preiselbeer-Saft

Ich trinke diesen Saft den ganzen Winter über. Die Süße der Äpfel nimmt den Preiselbeeren ihren säuerlichen Geschmack – was könnte es Besseres geben? Mit jedem Schluck können Sie die frische Luft von Kap Cod schmecken. Und Sie werden nie mehr Preiselbeersaft aus der Flasche trinken.

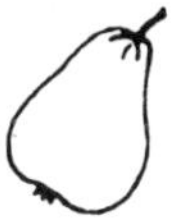

3 Äpfel
1 Tasse Preiselbeeren

Schneiden Sie die Äpfel in schmale Scheiben. Die Früchte in den Entsafter geben und auspressen.

Preiselbeer-Weintrauben-Ananas-Saft

Wenn Sie einen trüben Wintertag mit frischem Geschmack versehen wollen, versuchen Sie es damit. Ich weiß nicht warum, aber dieser Saft stimmt mich einfach fröhlich.

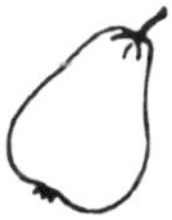

1 Tasse Preiselbeeren
100 g helle Weintrauben wenn möglich aus kontrolliert-biologischem Anbau, mit Stielen
1 dicke Scheibe Ananas, wenn möglich aus kontrolliert-biologischem Anbau

Wenn die Weintrauben nicht aus kontrolliert-biologischem Anbau stammen, entfernen Sie die Stiele. Falls die Ananas nicht aus kontrolliert-biologischem Anbau stammt, entfernen Sie die Schale. Schneiden Sie die Scheibe in Stücke. Die Früchte in den Entsafter geben und auspressen.

Verdauungscocktail

Orange-Grapefruit-Zitronen-Saft
(basisches Getränk)

Dieser Drink ist ideal nach einem harten Training oder nach einem üppigen Essen!

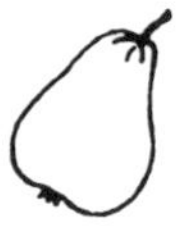

1 Orange

¼ Grapefruit

¼ unbehandelte Zitrone mit Schale

Orange und Grapefruit schälen und dabei soviel weiße Haut wie möglich daran lassen. Die Früchte in Stücke schneiden oder zerteilen und die Zitrone klein schneiden. Die Früchte in den Entsafter geben und auspressen.

Abendregler

Apfel-Birnen-Saft

Wir lieben es, diesen wohltuenden Saft vor dem Schlafengehen zu trinken.

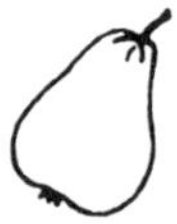

2 bis 3 Äpfel

1 Birne

Die Äpfel und die Birne in schmale Scheiben schneiden. Die Früchte im Entsafter auspressen, wobei Sie mit ein paar Apfelstückchen anfangen und aufhören.

Evas Versprechen

Apfel-Granatapfel-Saft

Unsere Kinder sind verrückt danach! Wie im Spiel schälen und entsaften sie den Granatapfel. Granatäpfel sind eine gute Quelle für Vitamin C und Kalium.

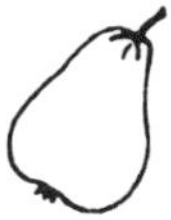

2 Golden Delicious oder andere süße Äpfel
½ Granatapfel

Die Äpfel in schmale Scheiben schneiden. Den Granatapfel schälen und in Stücke schneiden. Die Früchte in den Entsafter geben und auspressen.

Anmerkung: Wenn Ihnen dieser Saft zu bitter schmeckt, verwenden Sie nur die Granatapfelkerne mit den Apfelscheiben.

Der Wachmacher

Grapefruitsaft

Sie werden ein besonderes Prickeln verspüren! Denken Sie daran, daß schwere Grapefruits mehr Saft enthalten.

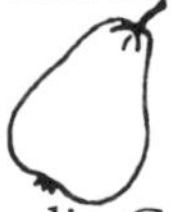

1 Grapefruit

Schälen Sie die Grapefruit und lassen Sie soviel weiße Haut wie möglich daran. In Stücke schneiden oder zerteilen. Die Frucht in den Entsafter geben und auspressen.

Früchtecocktail

Orangen-Limonen-Saft

Geben Sie diesen Saft an einem heißen Tag mit Eiswürfeln in Ihren Mixer – und Sie haben einen herrlichen, prickelnden, eiskalten Drink.

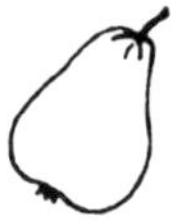

1 Orange

½ Limone mit Schale

Eiswürfel

½ Tasse gekühltes Mineralwasser mit Kohlensäure

Orangenstücke als Verzierung

Schälen Sie die Orange und lassen Sie soviel weiße Haut wie möglich daran. In Stücke schneiden oder zerteilen. Die Limone in Stücke schneiden. Die Früchte in den Entsafter geben und auspressen. Danach das Mineralwasser hinzugießen und mit den Orangenstückchen garnieren.

Honolulu-California-Connector

Ananas-Erdbeer-Saft

Dieser tropische Nektar ist zu jeder Zeit köstlich.

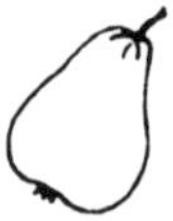

1 dicke Ananasscheibe, wenn möglich aus kontrolliert-biologischem Anbau

3 entstielte Erdbeeren

Falls die Ananas nicht aus kontrolliert-biologischem Anbau stammt, die Schale entfernen. Die Ananasscheibe in Stückchen schneiden. Die Früchte im Entsafter auspressen.

Früchte-Cooler

Orangen-Limonen-Saft

Dieser Saft ist eine sehr gute Vitamin-C-Kombination und somit ein hervorragendes Getränk im Winter, um Erkältungen vorzubeugen.

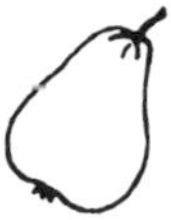

1 große Orange

½ Limone mit Schale

¼ Tasse Mineralwasser mit Kohlensäure

Orangenstückchen als Verzierung

Die Orange schälen und soviel weiße Haut wie möglich daran lassen. Die Orange in Stücke schneiden oder zerteilen. Die Limone in Stücke schneiden. Die Früchte in den Entsafter geben und auspressen. Danach das Mineralwasser hinzugießen und mit den Orangenstücken verzieren.

Honigmelonen-Limonen-Saft

Als Durstlöscher ist dieses Getränk besser als ein Tonic mit Limone. Süß und sauer zugleich, wie ein Bonbon.

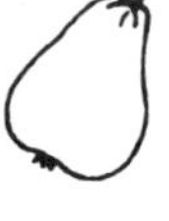

ca. 300 g Honigmelone (etwa ¼ Melone)

¼ Limone, mit Schale

Die Honigmelone in Stücke schneiden. Die Limone zerkleinern. Die Melone mit Schale und Kernen sowie die Limone in den Entsafter geben und auspressen.

Ingwer-Blitz

Apfel-Birnen-Ingwer-Saft

Wir servieren diesen Drink unseren Freunden – er schmeckt gut und kribbelt in der Nase! Viele haben mir schon erzählt, daß ein Glas dieses Saftes vor einem unruhigen Flug oder einer turbulenten Seefahrt Übelkeit vermeiden hilft.

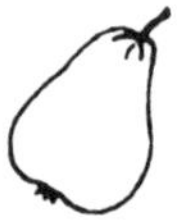

2 Äpfel

1 Birne

ein 2,5-cm-Stückchen Ingwerwurzel

Äpfel und Birne in schmale Scheiben schneiden. Falls nötig, die Ingwerwurzel zerkleinern. Geben Sie den halben Apfel und die halbe Birne in den Entsafter, wobei Sie mit dem Apfel beginnen und aufhören. Den Ingwer hinzufügen. Die restlichen Apfel- und Birnenstücke in den Entsafter geben und auspressen, wobei Sie wieder mit dem Apfel beginnen und enden.

Wassermelonen-Saft

Hier haben Sie ein ausgezeichnet kühlendes Getränk für den Sommer, das ich den ganzen Tag über trinke – vor allem wenn die Sonne fast zu heiß brennt.

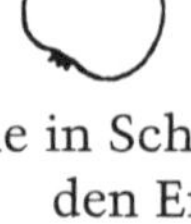

etwa 250 g Wassermelone (ca. ⅛ Wassermelone)

Die Melone in Scheiben schneiden, mit Schale und Kernen in den Entsafter geben und auspressen.

Trauben-Ananas-Punch

Verwenden Sie möglichst blaue Trauben für diesen Punch. Linda und ich gönnen uns dieses Getränk oft, wenn es Herbst wird.

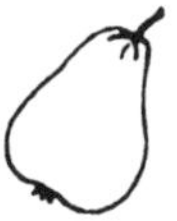

120 g blaue Weintrauben, wenn möglich aus kontrolliert-biologischem Anbau, mit Stielen

1 dicke Ananasscheibe, wenn möglich aus kontrolliert-biologischem Anbau

½ unbehandelte Zitrone mit Schale

eine Handvoll kernloser grüner Trauben als Verzierung

oder
½ Tasse Ananasstückchen zum Verzieren

oder
ein Streifen Zitronenschale als Verzierung

Falls die Weintrauben nicht aus kontrolliert-biologischem Anbau stammen, entfernen Sie die Stiele. Falls die Ananas nicht aus kontrolliert-biologischem Anbau stammen, die Schale entfernen. Die Scheibe in Stückchen schneiden. Die Zitrone klein schneiden. Die Früchte in den Entsafter geben und auspressen. Mit den restlichen Weintrauben, Ananasstückchen oder der gedrehten Zitronenschale verzieren.

Garonne-Pfirsich-Cooler

Pfirsich-Orangen-Saft

Die Pfirsiche verleihen diesem Saft seinen unglaublichen Geschmack. Wenn Sie sich an den Hauch von Pfirsichduft erinnern, genehmigen Sie sich ein Glas dieses köstlich kühlen Getränkes. Pfirsiche schmecken im Sommer am besten. Sie sind eine gute Quelle für das Provitamin A, Calcium und Magnesium. Feste Pfirsiche eignen sich besser für das Entsaften als überreife Früchte.

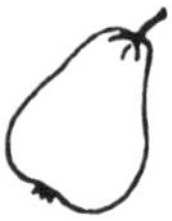

1 Pfirsich

1 Orange

¼ Tasse Mineralwasser mit Kohlensäure

2 Limonenschnitten als Verzierung

Schneiden Sie den Pfirsich in schmale Streifen. Entfernen Sie den Kern. Die Orange schälen und soviel weiße Haut wie möglich daran lassen. Die Orange in Stücke schneiden oder zerteilen. Die Früchte in den Entsafter geben und auspressen. Das Mineralwasser hinzugießen und mit den Limonenstückchen verzieren.

Key Wester

Grapefruit-Ananas-Apfel-Limonen-Saft
(Calcium-Getränk)

Nach einer langen Vortragsreihe und einem Auftritt im Fernsehen freue ich mich darauf, zu Hause ein großes Glas dieses Saftes zu trinken und in der Sonne zu entspannen. Wenn Sie sonnengereifte Limonen verwenden, erwartet Sie ein unvergleichlicher Geschmack.

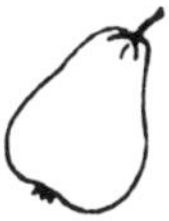

¼ Grapefruit
1 dicke Ananasscheibe, wenn möglich aus kontrolliert-biologischem Anbau
1 Apfel
1 Scheibe Limone

Die Grapefruit schälen und soviel weiße Haut wie möglich daran lassen. Die Grapefruit in Stücke schneiden oder zerteilen. Falls die Ananas nicht aus kontrolliert-biologischem Anbau stammt, die Schale entfernen. Die Scheibe in Stücke und den Apfel in schmale Scheiben schneiden. Die Früchte in den Entsafter geben und auspressen.

Kiwi-Kick

Trauben-Kiwi-Orangen-Saft

Die verschiedenen Geschmackseindrücke ergänzen sich köstlich – und Sie erhalten eine enorme Energiezufuhr!

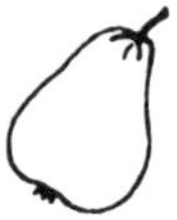

100 g grüne Weintrauben, wenn möglich aus kontrolliert-biologischem Anbau, mit Stielen
3 Kiwis
1 Valencina-Orange

Falls die Weintrauben nicht aus kontrolliert-biologischem Anbau stammen, entfernen Sie die Stiele. Die Kiwis in schmale Scheiben schneiden. Die Orange schälen und soviel weiße Haut wie möglich daran lassen, dann in Stücke schneiden oder zerteilen. Die Früchte in den Entsafter geben und auspressen.

Jays weltberühmte Limonade

Apfel-Zitronen-Saft

Was soll ich dazu sagen? Dies ist einfach der wohlschmekkendste Drink, den Sie herstellen können.

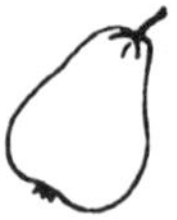

4 Äpfel
¼ unbehandelte Zitrone mit Schale
zerstoßenes Eis

Die Äpfel in schmale Scheiben schneiden und die Zitrone zerkleinern. Die Früchte in den Entsafter geben und auspressen. Auf zerstoßenem Eis servieren.

Mango-Zitronen-Cooler

Mein älterer Sohn John nennt dieses Getränk ›Happy Drink‹.

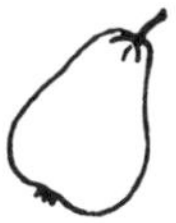

1 Mango
¼ unbehandelte Zitrone mit Schale
½ Tasse Mineralwasser mit Kohlensäure
zerstoßenes Eis
Zitronenstückchen als Verzierung

Die Mango schälen, halbieren und den Kern entfernen. Die Hälften in Streifen schneiden. Die Zitrone zerkleinern. Die Mango- und Zitronenstücke in den Entsafter geben und auspressen. Danach das Mineralwasser und das zerstoßene Eis hinzufügen. Mit dem Zitronenstückchen verzieren.

Lindas Sonnenaufgang

Grapefruit-Orangen-Erdbeer-Saft

Vielleicht gibt es schlechte Nachrichten in der Zeitung oder das Wetter ist scheußlich – aber mit diesem schmackhaften Drink können Sie den Tag voller guter Laune beginnen.

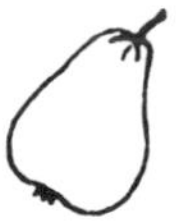

¼ rosa Grapefruit
1 Orange
6 bis 8 entstielte Erdbeeren

Grapefruit und Orange schälen und dabei soviel weiße Haut wie möglich daran lassen. Die Grapefruit und die Orange in Stücke schneiden oder zerteilen. Die Früchte in den Entsafter geben und auspressen.

Morgenrot

Ananas-Grapefruit-Saft

Mein Lieblingssaft: süß und sauer, zum Frühstück.

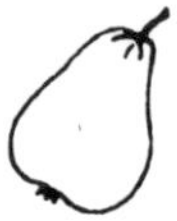

1 dicke Ananasscheibe, wenn möglich aus kontrolliert-biologischem Anbau
½ rosa Grapefruit

Wenn die Ananas nicht aus kontrolliert-biologischem Anbau stammt, die Schale entfernen. Die Ananasscheibe klein schneiden. Die Grapefruit schälen und soviel weiße Haut wie möglich daran lassen. Die Grapefruit in Stücke schneiden. Die Früchte in den Entsafter geben und auspressen.

Birnen-Apfel-Cocktail

Ich genieße diesen Saft seit über dreißig Jahren. Birnen sind eine meiner Lieblingsfrüchte, zum Essen und zum Entsaften.

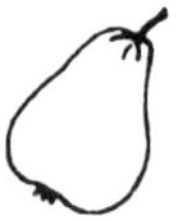

2 Birnen
1 Apfel
¼ unbehandelte Zitrone mit Schale
eßbare Blüten als Verzierung (fakultativ)
zerstoßenes Eis (fakultativ)

Die Birnen und Äpfel in schmale Scheiben schneiden. Die Zitrone zerkleinern. Die Früchte in den Entsafter geben und auspressen. Mit den Blüten verzieren und auf zerstoßenem Eis servieren, falls gewünscht.

New-England-Charmer

Apfel-Preiselbeer-Trauben-Saft

Die Süße der Weintrauben macht diesen Klassiker zu einem todsicheren Gewinner, hervorragend dazu geeignet, ihn auf einer geschützten Veranda gemütlich zu trinken und die sommerliche Landschaft Neuenglands zu betrachten.

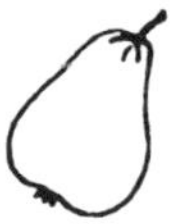

2 Äpfel

1 Tasse Preiselbeeren

100 g grüne oder rote Weintrauben, wenn möglich aus kontrolliert-biologischem Anbau

Die Äpfel in schmale Scheiben schneiden. Falls die Weintrauben nicht aus kontrolliert-biologischem Anbau stammen, die Stiele entfernen. Die Früchte in den Entsafter geben und auspressen.

Neuseeland-Nipper

Apfel-Kiwi-Saft

Sie werden diesen Saft lieben. Die Kiwis schmecken ein wenig nach Erdbeeren und verleihen diesem Saft ein etwas anderes Aroma.

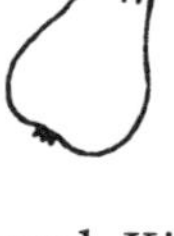

2 Golden Delicious oder andere süße Äpfel

4 Kiwis

Die Äpfel und Kiwis in schmale Scheiben schneiden. Die Früchte in den Entsafter geben und auspressen.

Party-Cocktail

Ananas-Orangen-Zitronen-Saft

Unsere Kinder und besonders deren Freunde lieben diesen Saft. Sie verlangen ihn oft, wenn sie am Samstagnachmittag zusammen spielen. Aber nicht nur Kinder – auch Erwachsene lieben ihn.

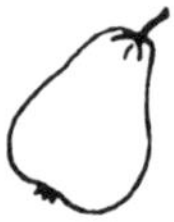

1 dicke Ananasscheibe, wenn möglich aus kontrolliert-biologischem Anbau
1 Orange
½ Zitrone mit Schale

Wenn die Ananas nicht aus kontrolliert-biologischem Anbau stammt, die Schale entfernen. Die Ananasscheibe in Stücke schneiden. Die Orange schälen und soviel weiße Haut wie möglich daran lassen. Die Orange in Stücke schneiden oder zerteilen. Die Zitrone zerkleinern. Die Früchte in den Entsafter geben und auspressen.

San Francisco-Nebelheber

Apfel-Erdbeer-Saft

Ich liebe die zarten Farben und den Geschmack dieses Saftes. Außerdem eignet er sich hervorragend zur Blutreinigung.

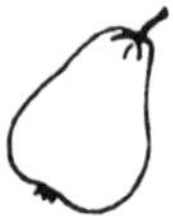

3 Golden Delicious oder andere süße Äpfel
8 entstielte Erdbeeren

Den Apfel in schmale Scheiben schneiden. Die Früchte in den Entsafter geben und auspressen.

Cocktail Passion

Ananas-Trauben-Erdbeer-Saft

Linda und ich führen uns diesen Drink zu Gemüte, wenn wir den Sonnenuntergang über der Wüste von Nevada beobachten.

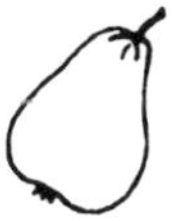

1 dicke Ananasscheibe, wenn möglich aus kontrolliert-biologischem Anbau
120 g grüne Weintrauben, wenn möglich aus kontrolliert-biologischem Anbau, mit Stielen
6 entstielte Erdbeeren

Wenn die Ananas nicht aus kontrolliert-biologischem Anbau stammt, die Schale entfernen. Die Ananasscheibe in Stücke schneiden. Falls die Trauben nicht aus kontrolliert-biologischem Anbau stammen, Stiele entfernen. Die Früchte in den Entsafter geben und auspressen.

Apfelsaft-Melodie

Apfel-Ingwer-Saft

Die Brise Ingwer macht aus dem Apfelsaft eine muntere Melodie.

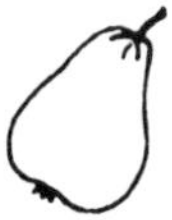

4 Äpfel
ein 2,5 cm-Stückchen Ingwerwurzel

Die Äpfel klein schneiden. Die Ingwerwurzel zerkleinern. Beides in den Entsafter geben und auspressen.

Miami Cool

Ananas-Orangen-Saft

Mit dem frischen Geschmack sonnengreifter Früchte fängt der Tag richtig an. Probieren Sie den Drink an einem heißen Tag mit Eis. Er weist außerdem eine schöne ›Art Deco‹-Farbe auf und ist fast so gut wie eine Reise zum Fontainebleau Hotel.

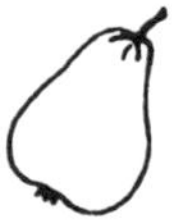

1 dicke Ananasscheibe, wenn möglich aus kontrolliert-biologischem Anbau
1 Orange

Wenn die Ananas nicht aus kontrolliert-biologischem Anbau stammt, die Schale entfernen. Die Ananasscheibe in Stücke schneiden. Die Orange schälen und soviel weiße Haut wie möglich daran lassen. Die Orange in Stücke schneiden oder zerteilen. Die Früchte in den Entsafter geben und auspressen.

Erdbeer-Trauben-Saft

Linda trinkt diesen Saft, um ihren strahlenden Teint zu behalten.

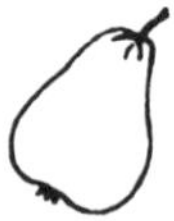

8 entstielte Erdbeeren
120 g grüne oder rote Weintrauben, wenn möglich aus kontrolliert-biologischem Anbau, mit Stielen

Falls die Weintrauben nicht aus kontrolliert-biologischem Anbau stammen, die Stiele entfernen. Die Früchte in den Entsafter geben und auspressen.

Persimonen-Orangen-Saft

(Dattelpflaume)

Versuchen Sie ihn! Er schmeckt prickelnd und gut! Vergewissern Sie sich, daß die Frucht reif ist, sonst schmeckt sie durch ihren hohen Tanningehalt etwas bitter. Persimonen liefern Vitamin C, Kalium, Magnesium und Provitamin A.

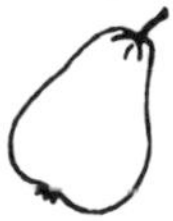

1 Persimone
1 Orange

Die Persimone und die Orange schälen und soviel weiße Haut wie möglich daran lassen. Die Persimone kleinschneiden und die Orange in Stücke schneiden oder zerteilen. Die Früchte in den Entsafter geben und auspressen.

Rosa Schweigen

Rosa Grapefruit-Apfel-Saft

Wollen Sie ein wenig Gewicht verlieren? Trinken Sie diesen Saft, um den quälenden Hunger zwischen den Mahlzeiten zu stillen.

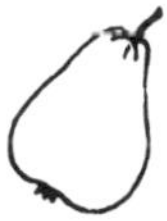

½ rosa Grapefruit
2 Äpfel

Die Grapefruit schälen und soviel weiße Haut wie möglich daran lassen. Die Grapefruit in Stücke schneiden oder zerteilen. Den Apfel zerkleinern. Die Früchte in den Entsafter geben und auspressen.

Rosa Glück

Orangen-Ananas-Himbeer-Saft

Ich liebe frische Himbeeren, sowohl zum Essen als auch zum Entsaften – in meinem Buch sind sie die Crème de la Crème aller Beeren.

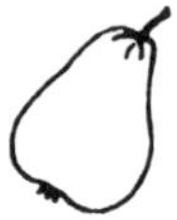

1 Orange
1 dicke Scheibe Ananas, wenn möglich aus kontrolliert-biologischem Anbau
½ Tasse Himbeeren

Die Orange schälen und dabei soviel weiße Haut wie möglich daran lassen. Die Orange in Stücke schneiden oder zerteilen. Wenn die Ananas nicht aus kontrolliert-biologischem Anbau stammt, die Schale entfernen. Die Ananasscheibe in Stücke schneiden. Die Früchte in den Entsafter geben und auspressen.

Ananas-Kirsch-Bombe

Ananas-Limonen-Kirsch-Saft

Nicht nur die Farbe dieses Saftes ist herrlich, Sie werden auch die Energiezufuhr und den außergewöhnlichen Geschmack schätzen.

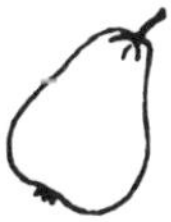

2 dicke Ananasscheiben, wenn möglich aus kontrolliert-biologischem Anbau
1 Limone mit Schale
2 bis 3 entkernte Kirschen als Verzierung
½ Tasse Ananasstückchen als Verzierung

Wenn die Ananas nicht aus kontrolliert-biologischem Anbau stammt, die Schale entfernen. Die Scheiben in Stücke schneiden. Die Limone zerkleinern. Die Limonen- und Ananasstückchen in den Entsafter geben und auspressen. Mit Ananasstückchen und Kirschen verzieren.

Sommerbrise

Orangen-Limonen-Pfirsich-Saft

Das perlende Mineralwasser und der süße Geschmack machen diesen Saft zu einem guten Einstieg für Kinder, die es gewohnt sind, Sprudel zu trinken. Samtige, rosige Pfirsiche schmecken im Sommer am besten. Sie sind reich an Provitamin A, Kalium und Magnesium. Feste Pfirsiche eignen sich besser zum Entsaften als sehr reife. Aber je reifer ein Pfirsich ist, desto besser schmeckt er, wenn man ihn ißt.

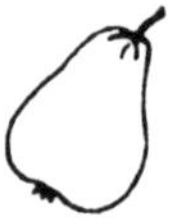

1 Orange
½ Limone mit Schale
1 Pfirsich
¼ Tasse Mineralwasser mit Kohlensäure
zerstoßenes Eis (fakultativ)

Die Orange schälen und soviel weiße Haut wie möglich daran lassen. Die Orange in Stücke schneiden oder zerteilen. Die Limone zerkleinern. Den Pfirsichkern entfernen und das Fruchtfleisch klein schneiden. Die Früchte in den Entsafter geben und auspressen. Danach das Mineralwasser hinzufügen und, falls gewünscht, auf zerstoßenem Eis servieren.

Winterfeind

Ananas-Mandarinen-Saft

Zur Deckung des Vitamin-C-Bedarfs im Winter treffen Sie mit diesem Saft eine gute Wahl. Wenn Ihre Kollegen im Büro zu niesen beginnen, wappnen Sie sich mit diesem köstlichen Saft.

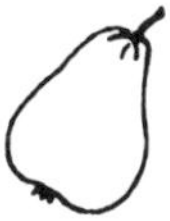

1 dicke Ananasscheibe, wenn möglich aus kontrolliert-biologischem Anbau

3 bis 4 Mandarinen

Falls die Ananas nicht aus kontrolliert-biologischem Anbau stammt, die Schale entfernen. Die Ananasscheibe kleinschneiden. Die Mandarinen schälen und dabei soviel weiße Haut wie möglich daran lassen. Die Mandarinen in Stücke schneiden oder zerteilen. Die Früchte in den Entsafter geben und auspressen.

Mandarinen-Traum

Mandarinen-Ananas-Trauben-Saft
(Calcium-Getränk)

Dieser köstliche Saft paßt ideal in den Winter, um sich am Nachmittag aufzumuntern.

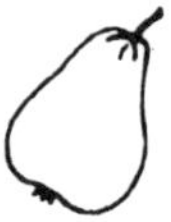

2 mittelgroße oder 3 kleine Mandarinen
1 dicke Ananasscheibe, wenn möglich aus kontrolliert-biologischem Anbau
120 g rote Weintrauben, wenn möglich aus kontrolliert-biologischem Anbau, mit Stielen

Die Mandarinen schälen und dabei soviel weiße Haut wie möglich daran lassen. Die Mandarinen in Stücke schneiden oder zerteilen. Wenn die Ananas nicht aus kontrolliert-biologischem Anbau stammt, die Schale entfernen. Die Scheibe in Stücke schneiden. Wenn die Weintrauben nicht aus kontrolliert-biologischem Anbau stammen, die Stiele entfernen. Die Früchte in den Entsafter geben und auspressen.

Bap-Saft

Birnen-Ananas-Persimonen-Saft

Die Buchstabenkombination soll den unglaublichen Geschmack unterstreichen. Geben Sie Ihren Freunden ein Glas von diesem Saft und lassen Sie raten, welche Früchte darin enthalten sind. (Persimonen sind eine gute Quelle für Vitamin C, Provitamin A, Kalium und Magnesium. Ein sehr gesundes Getränk!)

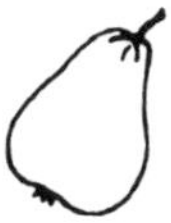

1 Birne

1 dicke Ananasscheibe, wenn möglich aus kontrolliert-biologischem Anbau

1 Persimone

Die Persimone schälen und in schmale Scheiben schneiden. Falls die Ananas nicht aus kontrolliert-biologischem Anbau stammt, die Schale entfernen. Die Ananasscheibe in Stückchen schneiden. Die Birne zerkleinern. Die Früchte in den Entsafter geben und auspressen.

Tropischer Sonnenuntergang

Ananas-Apfel-Erdbeer-Saft

Dies ist das Lieblingsgetränk meines jüngeren Sohnes Jayson.

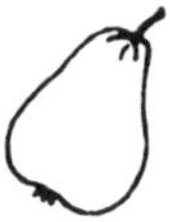

1 dicke Ananasscheibe, wenn möglich aus kontrolliert-biologischem Anbau
1 Red Delicious oder anderer süßer Apfel
Erdbeeren

Falls die Ananas nicht aus kontrolliert-biologischem Anbau stammt, die Schale entfernen. Die Ananasscheibe klein schneiden. Den Apfel in schmale Scheiben schneiden. Die Früchte in den Entsafter geben und auspressen.

Tropischer Nektar

Ananas-Passionsfrucht-Papaya-Nektarinen-Saft

Nach einem Schluck von diesem Saft glauben Sie sich auf tropischen Inseln. Der Saft aus der Frucht im Inneren der gewölbten, festen, dunkellila-braunen Fruchtschale ist unbeschreiblich süß und wohlschmeckend. Auch der Nektarinensaft ist köstlich. Nektarinen sind altbekannt (sie sind keine Kreuzung zwischen Pfirsich und Pflaume!) und sie liefern sehr viel Provitamin A und Kalium.

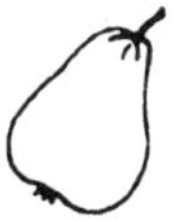

1 dicke Ananasscheibe, wenn möglich aus kontrolliert-biologischem Anbau
1 Passionsfrucht
1 kleine oder ½ große Papaya
1 kleine Nektarine

Falls die Ananas nicht aus kontrolliert-biologischem Anbau stammt, die Schale entfernen. Die Ananasscheibe in Stückchen schneiden. Die Passionsfrucht kleinschneiden. Die Papaya und die Nektarine in schmale Scheiben schneiden. Die Früchte in den Entsafter geben und auspressen.

Gemüsesäfte

Gemüsesäfte dienen dem Körperaufbau und versorgen den Organismus mit den notwendigen Vitaminen und Mineralien, damit sich starke Knochen und Gewebe bilden können. Ich trinke mindestens vier Gläser täglich.

Wenn Ihnen einige dieser Saftkombinationen zu stark sind, können Sie sie in den ersten Monaten des Saftkurens mit mindestens 25% Wasser verdünnen.

Lesen Sie unbedingt die Darstellungen in Kapitel 5, wie Sie die verschiedenen Gemüse für das Entsaften vorbereiten – und warum sie wichtig für Ihren Körper sind. Vergessen Sie nicht, alles Gemüse zu waschen.

Für einige dieser Säfte werden auch Früchte verwendet – aber die Betonung in diesen Rezepten liegt auf den wunderbaren, lebensspendenden Nährstoffen im Gemüse.

Anmerkung: 1 Portion entspricht etwa 0,2 l.

1 A-Saft

Karotten-Sellerie-Apfel-Rote-Bete-Weizengras-Petersilie-Saft

Dieser Saft hält Ihr Immunsystem intakt und ist darin durch nichts zu ersetzen – deshalb 1 A-Saft.

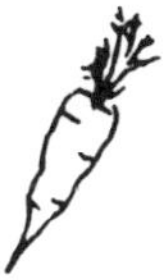

3 Karotten

1 Strunk Sellerie

1 Apfel

½ rote Bete mit Blattgrün

eine Handvoll Weizengras

eine Handvoll Petersilie

Die Karotten säubern und in Stücke schneiden. Den Sellerie in Stücke schneiden. Den Apfel und die rote Bete in schmale Scheiben zerteilen. Das Gemüse und die Apfelstücke in den Entsafter geben und beim Auspressen mit den Karotten- und Selleriestückchen beginnen und enden.

Basisch Spezial

Karotten-Kohl-Sellerie-Saft

Dieser beruhigende Saft gleicht Ihr Verdauungssystem aus, wenn es übersäuert ist oder Sie zu Blähungen neigen.

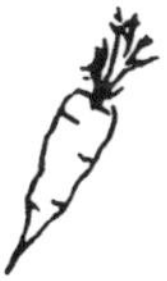

2 Karotten

75 g Rot- oder Grünkohl

4 Selleriestrünke

Karotten säubern und in Stücke schneiden. Den Kohl zerkleinern. Den Sellerie in Stücke schneiden. Die Gemüse in den Entsafter geben und auspressen.

Kohl-Cocktail

Tomaten-Kohl-Sellerie-Saft

Dieser Saft dient zur Besänftigung Ihres Magens und Ihrer erschöpften Nerven. Wenn Sie sich unwohl fühlen, greifen Sie zu Ihrem Entsafter.

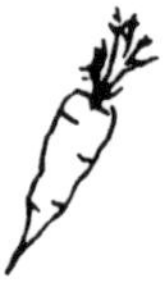

½ Tomate

100 g Grünkohl

2 Selleriestrünke

Die Tomate kleinschneiden. Den Kohl zerkleinern. Den Sellerie in Stücke schneiden. Das Gemüse in den Entsafter geben und auspressen.

Pickel-Puster

Karotten-Paprika-Saft

Wenn Ihre Haut nicht so rein ist, wie Sie es sich wünschen, trinken Sie diesen Saft für eine gesunde Haut. Es muß nicht weiter betont werden, daß Teenager viel davon trinken.

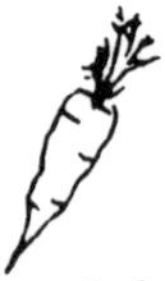

6 Karotten

½ grüne Paprika

Die Karotten säubern und in Stücke schneiden. Die Paprika in Streifen schneiden. Das Gemüse in den Entsafter geben und auspressen.

Blutregenerator

Karotten-Spinat-Salat-Rote-Bete-Petersilie-Saft

Trinken Sie diesen Saft, um Ihr Blut mit Eisen zu versorgen.

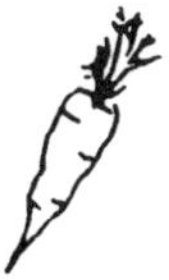

5 Karotten
6 Spinatblätter
4 Salatblätter
¼ rote Bete
4 Petersilienstengel

Die Karotten säubern und in Stücke schneiden. Das Gemüse in den Entsafter geben und auspressen.

Knochenaufbau-Tonic

Karotten-Grünkohl-Petersilie-Apfel-Saft

Starke Knochen sind wichtig für eine gute Gesundheit. Unsere Kinder lieben diese Mischung. Ihre Kinder sicherlich auch.

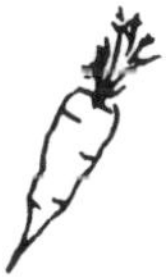

5 bis 6 Karotten
4 Grünkohlblätter
4 Petersilienstengel
½ Apfel

Die Karotten säubern und in Stücke schneiden. Die Äpfel in schmale Scheiben schneiden. Das Gemüse und die Apfelstückchen in den Entsafter geben und auspressen.

Entschlackungs-Saft

Karotten-Gurken-Rote-Bete-Saft

Ich trinke diesen Saft, um Giftstoffe aus meinem Organismus zu schwemmen – und weil er so gut schmeckt. Denken Sie daran, Rote-Bete-Saft mit einem milderen Saft zu mischen. Wenn Sie viel Fleisch essen, dann trinken Sie diesen Saft!

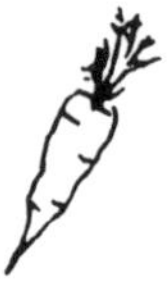

2 bis 3 Karotten

½ Gurke

½ rote Bete, wenn möglich mit Blattgrün

Die Karotten säubern und in Stücke schneiden. Die Gurke vierteln und dann in Streifen schneiden. Die rote Bete zerkleinern. Das Gemüse in den Entsafter geben und auspressen.

Anmerkung: Sie können die Gurke durch eine Zucchini ersetzen, um einen weiteren, köstlichen und reinigenden Cocktail herzustellen.

Karotten-Top

Karotten-Rote-Bete-Saft

Dieser farbenprächtige Saft ist hervorragend für Ihre Ernährung.

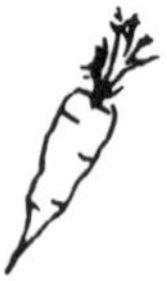

4 Karotten

1 rote Bete mit Blattgrün

Die Karotten säubern und in Stücke schneiden. Die rote Bete zerkleinern. Das Gemüse in den Entsafter geben und auspressen.

Nägelkräftiger

Karotten-Pastinaken-Saft

Sind Ihre Nägel brüchig und splittern sie leicht? Dieses Problem verschwindet, wenn Sie regelmäßig diesen Saft trinken. Er schmeckt jedoch so gut, daß Sie ihn vielleicht bald zu Ihren Lieblingssäften zählen werden.

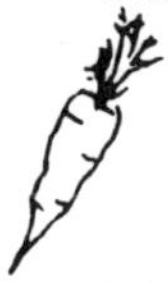

6 Karotten
½ Pastinake

Die Karotten säubern und in Stücke schneiden. Die Pastinake in Streifen schneiden. Das Gemüse in den Entsafter geben und auspressen.

Broccolifreude

Karotten-Broccoli-Apfel-Saft

Bieten Sie diesen Saft einmal Ihren Kindern an, auch wenn sie kein Gemüse mögen. Sie wissen nicht, wie gut er für sie ist. Erklären Sie es ihnen, wenn sie älter sind.

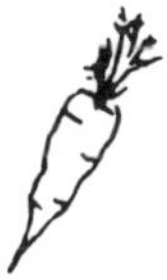

4 Karotten
3 bis 4 Broccolirosetten mit Stielen
½ Apfel

Die Karotten säubern und in Stücke schneiden. Die Broccolirosetten und Stiele falls nötig zerkleinern. Den Apfel in schmale Scheiben schneiden. Das Gemüse und die Apfelscheiben in den Entsafter geben und auspressen.

Hasensprung

Karotten-Spinat-Rübenblätter-Kresse-Saft

Dieser ›Hasenfutter‹-Saft versorgt Sie mit so vielen Nährstoffen, daß Sie sich genügend gestärkt fühlen, um es mit dem McGregor (›Bugs Bunny‹-Hasenjäger) aufzunehmen.

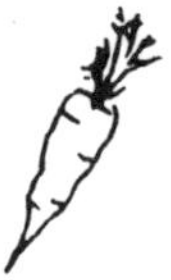

5 Karotten
10 Spinatblätter
4 Rübenblätter
4 Büschel Kresse

Die Karotten säubern und in Stücke schneiden. Das Gemüse in den Entsafter geben und auspressen.

Gemüsezauber

Karotten-Broccoli-Saft

Das Betakarotin macht diesen Saft für Sie so wertvoll – und er schmeckt auch vorzüglich. Wir meinen, selbst der Präsident würde gern einen großen Schluck davon trinken.

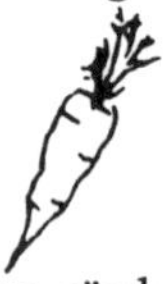

6 Karotten
3 Broccolirosetten mit Stielen

Die Karotten säubern und in Stücke schneiden. Die Broccolirosetten und Stiele falls nötig zerkleinern. Das Gemüse in den Entsafter geben und auspressen.

Schlummertrunk

Karotten-Sellerie-Petersilie-Saft

Dieser Saft führt Sie im Handumdrehen in das Land der Träume. Es gibt kein natürlicheres Schlafmittel – außer Sie zählen Schafe.

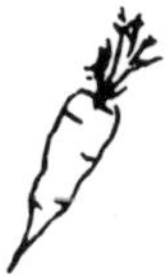

5 Karotten

2 Selleriestrünke

eine große Handvoll Petersilie

Die Karotten säubern und in Stücke schneiden. Den Sellerie zerkleinern. Das Gemüse in den Entsafter geben und auspressen.

Karotten-Rote-Bete-Saft

Das war der Lieblingssaft unserer Familie daheim in Las Vegas. Die Farbe entspricht einem prachtvollen Sonnenuntergang. Er ist so gesund für Sie. Was kann ich mehr sagen?

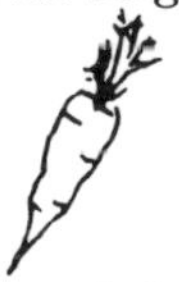

6 Karotten

½ rote Bete mit Blattgrün

Die Karotten säubern und in Stücke schneiden. Die rote Bete ebenfalls zerkleinern. Das Gemüse in den Entsafter geben und beim Auspressen mit den Karottenstückchen anfangen und enden.

Karotten-Kohl-Saft

(basisches Getränk)

Ich finde diesen Saft energiespendend und beruhigend zugleich. Trinken Sie ihn nach einem langen, hektischen Tag, wenn Sie ausspannen müssen, aber noch einen unternehmungslustigen Abend vor sich haben.

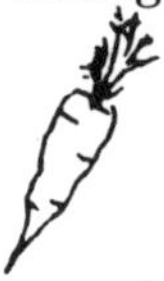

4 bis 5 Karotten

ein 10 cm großes Stück Kohl

Die Karotten säubern und in Stücke schneiden. Den Kohl zerkleinern. Das Gemüse in den Entsafter geben und auspressen.

Karotten-Honigmelonen-Saft

Ich liebe diese Kombination. Sie hat wenig Kalorien, viel Betakarotin, und wirkt Wunder für Ihren Teint.

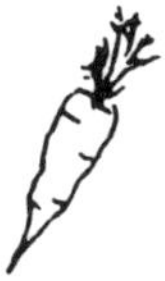

4 Karotten

etwa 150 g Honigmelone (entspricht ca. einer halben Honigmelone)

Die Karotten säubern und in Stücke schneiden. Die Honigmelone in Streifen schneiden. Die Karottenstücke und die Melone mit Rinde und Kernen in den Entsafter geben und auspressen.

Karotten-Blumenkohl-Apfel-Petersilie-Saft

Der süße Apfel macht diesen Gemüsesaft besonders schmackhaft.

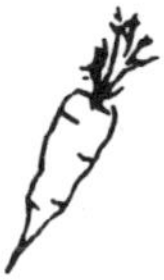

4 Karotten
2 Blumenkohlrosetten mit Stielen
1 Golden Delicious oder ein anderer süßer Apfel
eine Handvoll Petersilie

Die Karotten säubern und in Stücke schneiden. Die Blumenkohlrosetten und Stiele zerkleinern, falls nötig. Den Apfel in schmale Scheiben schneiden. Das Gemüse und die Apfelscheiben in den Entsafter geben und auspressen.

Karotten-Gurken-Saft

(basisches Getränk)

Dieser Saft ist so beruhigend wie der Karotten-Kohl-Saft, aber wegen der Gurke zusätzlich auf natürliche Weise kühlend und erfrischend. Trinken Sie ihn nach einem langen, hektischen und *heißen* Tag.

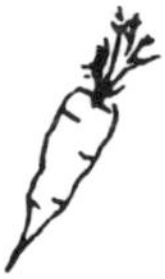

4 Karotten
½ Gurke

Die Karotten säubern und in Stücke schneiden. Die Gurke vierteln und in Streifen schneiden. Das Gemüse in den Entsafter geben und auspressen.

Blumenkohlreiz

Blumenkohl-Karotten-Petersilie-Saft

Blumenkohl ist eine gute Quelle für Kalium und Phosphor. Vergessen Sie nicht, ihn mit Karottensaft zu mischen, wie in diesem Rezept, um ihn leichter verdaulich zu machen.

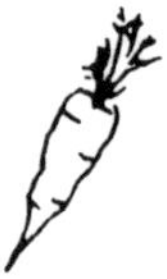

4 bis 5 Blumenkohlrosetten mit Stielen

4 Karotten

eine Handvoll Petersilie

Die Blumenkohlrosetten und Stiele falls nötig zerkleinern. Die Karotten säubern und in Stücke schneiden. Das Gemüse in den Entsafter geben und auspressen.

Der Champion

Karotten-Apfel-Saft

Dieser Saft ist seit über 40 Jahren mein Favorit. Ich glaube, daß er mir das Leben gerettet hat.

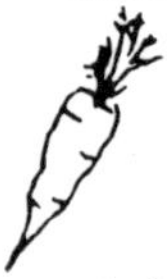

4 Karotten

2 Äpfel

Die Karotten säubern und in Stücke schneiden. Die Äpfel in schmale Scheiben schneiden. Die Karotten- und Apfelstückchen in den Entsafter geben und auspressen.

Chicago-Winter-Tonic

Karotten-Rote-Bete-Petersilie-Saft

Hier ein toller Drink für Kraft, Gesundheit, gutes Gefühl und gutes Aussehen. Chicgao ist eine Stadt voller Energie – und dies ist ein Drink voller Energie.

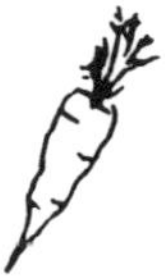

6 Karotten

½ rote Bete mit Blattgrün

3 Petersilienstengel

Die Karotten säubern und in Stücke schneiden. Die rote Bete zerkleinern. Das Gemüse in den Entsafter geben und auspressen.

Cholesterinsenker-Cocktail

Karotten-Apfel-Ingwer-Petersilie-Saft

Wenn Sie Ihren Cholesterinspiegel senken wollen, sollten Sie frische Säfte trinken, die wenig Kalorien und keine gesättigten Fette enthalten.

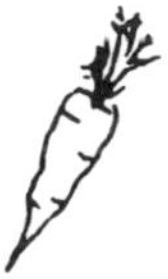

5 Karotten

½ Apfel

1 kleines Stück Ingwerwurzel

eine Handvoll Petersilie

Die Karotten säubern und in Stücke schneiden. Den Apfel in schmale Scheiben schneiden. Die Ingwerwurzel kleinschneiden, falls nötig. Die Karotten- und Apfelstückchen, den Ingwer und die Petersilie in den Entsafter geben und auspressen.

Purpurlied

Karotten-Rote-Bete-Salat-Saft
(basisches Getränk)

Wir stellen diesen Saft für unsere Söhne her, wenn wir glauben, daß sie nicht genügend Rohkost gegessen haben. Wir sorgen natürlich auch dafür, daß sie genügend Faserstoffe aufnehmen.

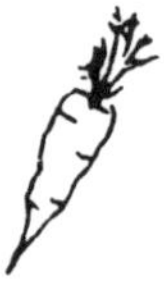

4 Karotten

1 rote Bete mit Blattgrün

7 bis 8 Salatblätter

Die Karotten säubern und in Stücke schneiden. Die rote Bete zerkleinern. Das Gemüse in den Entsafter geben und auspressen.

Verdauungs-Spezialcocktail

Karotten-Spinat-Saft

Dieser Saft unterstützt Ihre Verdauung und ist voller Vitamine. Ich empfehle Ihnen, diesen Saft zu den Mahlzeiten zu trinken.

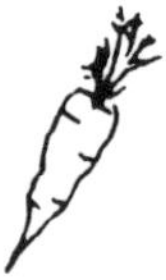

6 bis 7 Karotten

eine Handvoll Spinatblätter

Die Karotten säubern und in Stücke schneiden. Das Gemüse in den Entsafter geben, wobei Sie beim Auspressen mit den Karottenstückchen beginnen und enden.

Diverticula-Tonic

Karotten-Kohl-Apfel-Saft

Jeder Saft, der Kohl enthält, beruhigt den Magen – solange er mit milderen Säften, wie Karotten- oder Apfelsaft, gemischt wird.

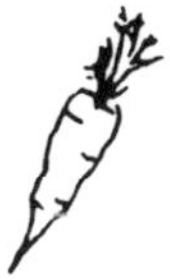

5 Karotten

ein ca. 10 cm großes Stück grünen Kohl

½ Apfel

Die Karotten säubern und in Stücke schneiden. Den Kohl zerkleinern und den Apfel in schmale Scheiben schneiden. Das Gemüse und die Apfelscheiben in den Entsafter geben und auspressen.

Fenchel-Apfel-Saft

Da ich in einer jugoslawischen Familie aufgewachsen bin, habe ich immer viel Fenchel gegessen und seinen Geschmack geschätzt. Dieser Saft ist auch ein gutes Tonikum für einen verdorbenen Magen.

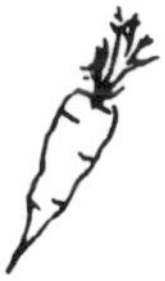

120 g Fenchel (1 kleine oder eine halbe große Knolle)

3 Äpfel

Den Fenchel und die Äpfel in schmale Scheiben schneiden. Das Gemüse in den Entsafter geben und auspressen.

Fenchel-Rote-Bete-Apfel-Saft

Dieser außerordentlich nährreiche Saft vermittelt den unverwechselbaren Fenchelgeschmack. Die Kombination lindert Magenverstimmungen und hilft bei verdorbenem Magen.

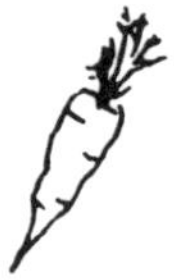

160 g Fenchel (eine mittelgroße Knolle)
¼ rote Bete mit Blattgrün
2 Äpfel

Den Fenchel, die rote Bete und die Äpfel in schmale Scheiben schneiden. Das Gemüse und die Apfelscheiben in den Entsafter geben und auspressen.

Augenverschönerungssaft

Karotten-Spitzkohl / Karotten-Senfsprossen / Karotten-Petersilie-Saft

Für klare Augen, die nicht rot oder gereizt aussehen, versuchen Sie einen dieser Säfte.

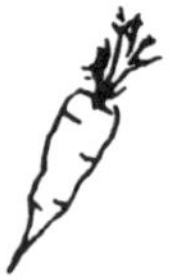

6 Karotten
1 Spitzkohl oder Senfsprossen oder Petersilie

Die Karotten säubern und in Stücke schneiden. Das Gemüse in den Entsafter geben und auspressen.

Anmerkung: Senfsprossen enthalten ätherische Öle und können deshalb sehr scharf schmecken. Verwenden Sie sie nur in kleinen Mengen.

Gartensalat-Saft

Karotten-Kohl-Salat-Saft
(basisches Getränk)

Falls Sie einen eigenen Gemüsegarten bebauen, verwenden Sie Ihre eigenen Produkte, um diesen erfrischenden Saft herzustellen. Aus dem Boden in Ihr Spülbecken und zu Ihrem Entsafter und den Saft in Ihren Körper – das nenne ich zufriedenstellend.

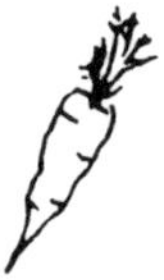

4 oder 5 Karotten

ein ca. 10 cm großes Stück grünen Kohl

7 bis 8 Salatblätter

Die Karotten säubern und in Stücke schneiden. Den Kohl klein schneiden. Das Gemüse in den Entsafter geben und auspressen.

Haarkräftiger

Kohl-Spinat-Karotten-Saft

Dieser Saft kann den Schnee nicht für immer vom Dach fernhalten, aber er kann vorzeitiges Ergrauen verhindern helfen.

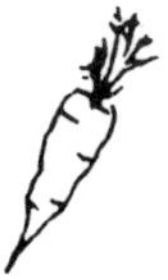

ein ca. 10 cm großes Stück Kohl

eine Handvoll Spinat

4 Karotten

Den Kohl kleinschneiden. Die Karotten säubern und in große Stücke schneiden. Das Gemüse in den Entsafter geben und auspressen.

Grüne Kraft

Karotten-Sellerie-Spinat-Petersilie-Saft
(basisches Getränk)

Ernten Sie die Vorzüge dieser Gemüse, indem Sie sie zusammenmischen.

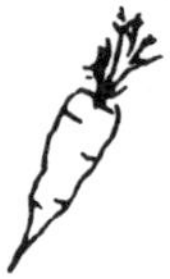

4 Karotten

2 Selleriestrünke

eine Handvoll Spinat

eine Handvoll Petersilie

Die Karotten säubern und in große Stücke schneiden. Den Sellerie zerteilen. Das Gemüse in den Entsafter geben und auspressen.

Haarwuchs-Tonic

Karotten-Luzernesprossen-Salat-Saft

Haben Sie Probleme mit Haarausfall? Dann versuchen Sie diesen Saft – Sie werden ihn schätzen. Niemand weiß, was wirklich hilft und was nicht. Aber viele Menschen haben mir für dieses Rezept gedankt.

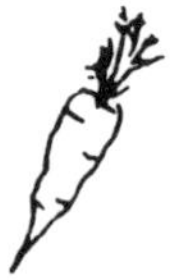

5 bis 6 Karotten

eine Handvoll Luzernesprossen

4 Salatblätter

Die Karotten säubern und in große Stücke schneiden. Die Keime in die Salatblätter einwickeln und als kleine Päckchen entsaften. Das Gemüse in den Entsafter geben und auspressen.

Kaliumdrink

Karotten-Spargel-Sellerie-Saft

Kalium, ein lebenswichtiges Mineral, ist für die Funktion des Muskelgewebes wichtig und hilft gegen Krämpfe.

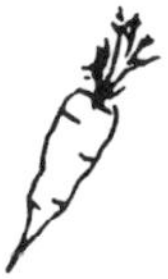

4 Karotten
1 bis 2 Stangen Spargel
1 Selleriestrunk

Die Karotten säubern und Karotten, Spargel und Sellerie in große Stücke schneiden. Das Gemüse in den Entsafter geben und auspressen.

Bahnbrecher

Kartoffel-Karotten-Apfel-Petersilie-Saft

Der Zusatz von Kartoffel macht diese Kombination noch gesünder, sie zählt zu meinen Lieblingssäften.

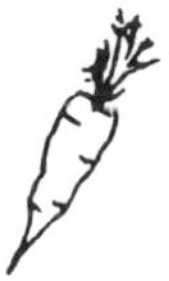

eine dicke Kartoffelscheibe mit Schale
4 Karotten
1 Apfel
eine Handvoll Petersilie

Die Kartoffel in Streifen schneiden, falls nötig. Die Karotten säubern und in Stücke schneiden. Den Apfel in schmale Scheiben schneiden. Das Gemüse und die Apfelscheiben in den Entsafter geben und auspressen.

Jays Tomaten-Cocktail

Tomaten-Gurken-Sellerie-Limonen-Saft

Versuchen Sie diesen Frischmacher an heißen Sommertagen, wenn die Gartentomaten richtig reif sind. Die Gurke wirkt auf natürliche Weise kühlend und schmeckt in Kombination mit den anderen Zutaten köstlich.

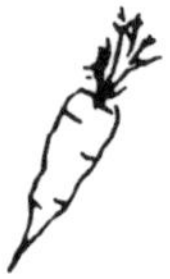

1 große, reife Tomate

½ Gurke

1 Selleriestrunk

1 kleines Limonenstück

Die Tomate in Stücke schneiden. Die Gurke vierteln und in Streifen schneiden. Den Sellerie zerteilen. Das Gemüse und die Limone in den Entsafter geben und auspressen.

Jays Geheimnis

Karotten-Sellerie-Petersilie-Knoblauch-Saft

Abgesehen davon, daß ich diesen Saft seit langem schätze, trinken ihn Linda, die Kinder und ich, um Infektionen abzuwehren und unser Immunsystem zu stärken. Die Wirkung des Knoblauchs ist unschlagbar!

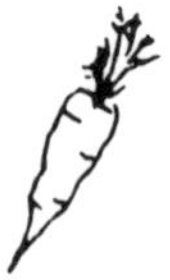

6 Karotten

2 Selleriestrünke

eine Handvoll Petersilie

2 Knoblauchzehen

Die Karotten säubern und in Stücke schneiden. Den Sellerie zerkleinern. Das Gemüse in den Entsafter geben, mit dem Knoblauch beginnen, und auspressen.

Jays Bester

Karotten-Apfel-Petersilie-Saft

Schon früh begann ich Petersilie all meinen Lieblingskombinationen aus Apfel und Karotten hinzuzufügen. Ich kann das Ergebnis nicht hoch genug loben – bei uns zu Hause trinken wir diesen Saft fast jeden Tag.

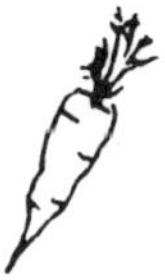

5 Karotten

1 Apfel

eine Handvoll Petersilie

Die Karotten säubern und in Stücke schneiden. Den Apfel in schmale Scheiben schneiden. Die Hälfte der Karotten in den Entsafter geben. Die Petersilie und anschließend die übrigen Karotten nachschieben. Die Apfelscheiben in den Entsafter geben. Gut mischen und auspressen.

Jicama-Karotten-Petersilie-Saft

Dieser Saft mit Jicama beruhigt einen verdorbenen Magen und lindert Magenverstimmungen, gleichzeitig liefert er viel Calcium und Phosphor.

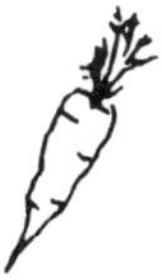

1 Scheibe Jicama

6 bis 7 Karotten

eine Handvoll Petersilie

Die Jicama falls nötig in Streifen schneiden. Die Karotten säubern und in Stücke schneiden. Das Gemüse in den Entsafter geben und auspressen.

Jicama-Cocktail

Jicama-Karotten-Apfel-Sellerie-Saft

Versuchen Sie diesen Saft bei Unwohlsein und Übelkeit. Sie werden danach tanzen wollen. Hervorragend vor Flugzeugreisen, Schiffsfahrten und Karussellfahren!

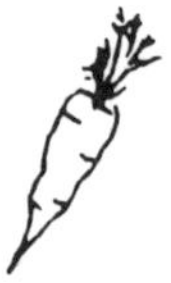

1 Scheibe Jicama

4 Karotten

1 Apfel

1 Selleriestrunk

Die Jicama falls nötig in Streifen schneiden. Die Karotten säubern und in Stücke schneiden. Den Apfel in schmale Scheiben schneiden. Den Sellerie zerteilen. Das Gemüse und die Apfelscheiben in den Entsafter geben und auspressen.

Lebersaft

Apfel-Rote-Bete-Saft

Die tiefrote Farbe dieses nahrhaften Saftes haben unsere Kinder immer geliebt.

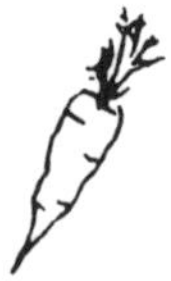

½ rote Bete mit Blattgrün

3 bis 4 Äpfel

Die rote Bete kleinschneiden, die Äpfel in schmale Scheiben schneiden und in den Entsafter geben und auspressen.

Lungentonic

Karotten-Petersilie-Kartoffel-Kresse-Saft

Ich trinke diesen Saft, um die Reinigung meiner Lungen von Giftstoffen zu unterstützen, die die Luftverschmutzung verursacht. Er schmeckt so köstlich, daß Sie traurig sein werden, sobald Ihr Glas leer ist.

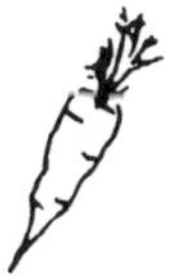

5 Karotten
4 Petersilienstengel
¼ Kartoffel mit Schale
4 Kressebündel

Die Karotten säubern und in Stücke schneiden. Die Kartoffel zerkleinern. Das Gemüse in den Entsafter geben und auspressen.

Nägelverschönerungs-Saft

Gurken-Karotten-Kohl-Grüne-Paprika-Saft

Die Zufuhr von Calcium aus diesen Gemüsen hilft, Ihre Nägel stark und gesund zu halten.

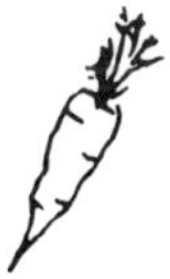

1 kleine Gurke
4 Karotten
3 Kohlblätter
¼ grüne Paprika

Die Gurke vierteln und in Streifen schneiden. Die Karotten säubern und in Stücke schneiden. Das Gemüse in den Entsafter geben und auspressen.

Pazifik-Prise

Karotten-Blumenkohl-Bok-Choy-Saft

Der hohe Mineralstoff- und Magnesiumgehalt dieses Saftes erhöht Ihre Ausdauer und Ihr Durchhaltevermögen. Trinken Sie ihn regelmäßig, wenn Sie Gymnastik betreiben – aber nicht nur dann! (Bok Choy ist ein wunderbares Gemüse, das Sie normalerweise in asiatischen Lebensmittelgeschäften erhalten.)

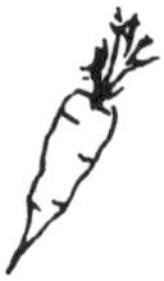

4 Karotten

2 bis 3 Blumenkohlrosetten mit Stielen

½ Blatt Bok Choy

Die Karotten säubern und in Stücke schneiden. Die Blumenkohlrosetten und -stiele in Streifen schneiden, falls nötig. Das Gemüse in den Entsafter geben und auspressen.

Energiecocktail

Karotten-Petersilie-Saft

Unsere Jungen trinken diesen Saft zum Energieauftanken. Linda und ich trinken ihn, *nachdem* sie ihre Energie wiedererlangt haben.

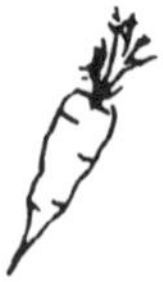

6 Karotten

5 Petersiliezweigchen

Die Karotten säubern und in Stücke schneiden. Die Karottenstückchen und die Petersilie in den Entsafter geben und auspressen.

Bauchspeicheldrüsen-Stärker

Karotten-Apfel-Salat-Grüne-Bohnen-Rosenkohl-Saft

Was für die Bauchspeicheldrüse gut ist, hilft dem ganzen Körper. Ich empfehle jedem diesen Saft.

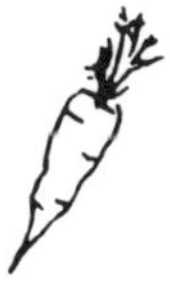

4 Karotten
1 Apfel
4 bis 5 Salatblätter
75 g grüne Bohnen (etwa eine ¾ Tasse)
75 g Rosenkohl (etwa 3 bis 4 Stück)

Die Karotten säubern und in Stücke schneiden. Die Karottenstücke entsaften und beiseite stellen. Den Apfel in schmale Scheiben schneiden. Die Apfelscheiben, Salatblätter, Bohnen und den Rosenkohl entsaften. Die beiden Säfte gut vermischen.

Popeyes Pop

Karotten-Rote Bete-Spinat-Saft

Dieser Matrose kaut seinen Spinat aus gutem Grund. Dieser Saft hilft, Kraft und Ausdauer aufzubauen.

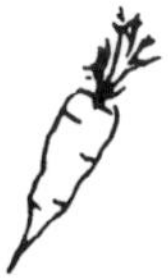

4 Karotten
1 rote Bete mit Blattgrün
eine große Handvoll Spinat

Die Karotten säubern und in Stücke schneiden. Die rote Bete zerkleinern. Das Gemüse in den Entsafter geben und auspressen.

Paprika-Ringer

Karotten-Roter-Paprika-Petersilie-Saft

Die Kombination von Karotten und roter Paprika kündet gute Nachrichten für alle an, die daran interessiert sind, den Körper mit viel Betakarotin zu versorgen.

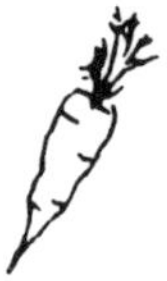

4 Karotten

2 bis 3 Streifen rote Paprika

½ Handvoll Petersilie

Die Karotten säubern und in Stücke schneiden. Das Gemüse in den Entsafter geben und auspressen.

Roter Aufschrei

Karotten-Apfel-Rote-Bete-Saft

Linda und ich halten diesen Saft für einen der wohlschmekkendsten und gesündesten – er ist es wert, vor Begeisterung zu jubeln. Je süßer der Apfel ist, desto besser schmeckt der Saft.

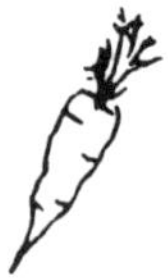

5 Karotten

1 Apfel

¼ rote Bete mit Blattgrün

Die Karotte säubern und in Stücke schneiden. Den Apfel und die rote Bete in schmale Scheiben schneiden. Die Karotten-, Apfel- und Betestücke in den Entsafter geben und auspressen.

Ananas-Sellerie-Saft

Nach einer langen Reise scheint dieser Saft immer meine Nerven zu beruhigen. Allein der Gedanke daran beruhigt mich – und Sie sollten sehen, wie sehr ich mich nach einem Glas entspannen kann.

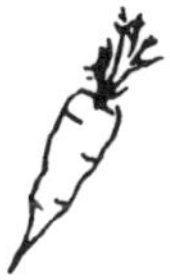

2 dicke Ananasscheiben, wenn möglich aus kontrolliert-biologischem Anbau
2 Selleriestrünke

Falls die Ananas nicht aus kontrolliert-biologischem Anbau stammt, die Schale entfernen. Die Scheiben klein schneiden. Den Sellerie zerkleinern. Die Ananas- und Selleriestückchen in den Entsafter geben und auspressen.

Santa-Fe-Sonne

Jicama-Pfirsich-Apfel-Saft

Dieser herrlich fruchtige Saft hat den Geschmack und die Vorzüge von Äpfeln und Birnen mit Jicama.

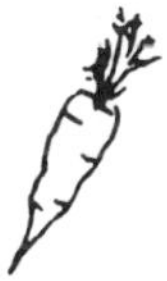

1 dicke Jicamascheibe
1 Pfirsich
1 Apfel

Die Jicama in Streifen schneiden, falls nötig. Den Pfirsich und den Apfel in schmale Scheiben schneiden. Die Jicama und die Früchte in den Entsafter geben und auspressen.

Samtige-Haut-Cocktail

Karotten-Apfel-Ingwer-Saft

Diese Kombination ist gut bei Erkältungen und Übelkeit und fördert darüber hinaus den Aufbau einer weichen, elastischen Haut. Sie liefert frischen Schwung am Morgen. Und der Ingwer verleiht ihr einen vorzüglichen Geschmack. Man fühlt sich wie neugeboren!

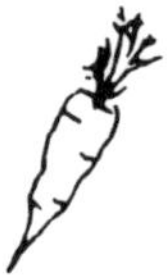

5 Karotten

1 Apfel

1 cm Ingwerwurzel

Die Karotten säubern und in Stücke schneiden. Den Apfel in schmale Scheiben schneiden. Die Ingwerwurzel falls nötig zerkleinern. Die Karottenstücke, die Apfelscheiben und den Ingwer in den Entsafter geben und auspressen.

Süßkartoffelzauber

Karotten-Süßkartoffel-Saft

Dieser Saft vereint zwei der besten Quellen für Betakarotin, die es auf der Welt gibt – und er schmeckt herrlich.

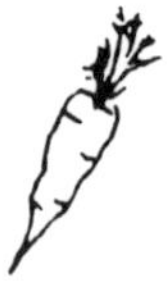

6 Karotten

1 dicke Scheibe Süßkartoffel mit Schale

Die Karotten säubern und in Stücke schneiden. Das Gemüse in den Entsafter geben und auspressen.

Hautreiniger

Karotten-Paprika-Kohl-Spinat-Rübengrün-Saft

Ich bin davon überzeugt, daß dieser Saft mehr für Ihre Haut vollführt als tausend Masken. Probieren Sie ihn in allen Variationen.

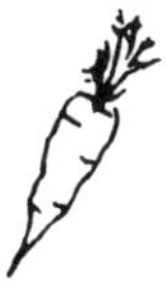

6 Karotten
½ grüne Paprika
plus
eine Handvoll Spitzkohl
½ Handvoll Spinat
½ Handvoll Blattgrün von Rüben
oder
eine Handvoll Spinat
½ Handvoll Spitzkohl
½ Handvoll Blattgrün von Rüben
oder
eine Handvoll Blattgrün von Rüben
½ Handvoll Spitzkohl
½ Handvoll Spinat

Die Karotten säubern und in Stücke schneiden. Die grüne Paprika in Streifen schneiden. Das Gemüse in den Entsafter geben und auspressen.

Waldorfsalat-Saft

Apfel-Sellerie-Saft

Die Mischung aus Apfel und Sellerie schätze ich seit langem. Es handelt sich hierbei um einen sehr gesunden und entspannenden Drink für den Abend.

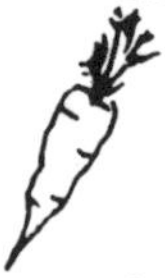

4 Äpfel

2 Selleriestrünke

Die Äpfel in schmale Scheiben schneiden. Den Sellerie in Stücke schneiden. Die Apfelscheiben und Selleriestücke in den Entsafter geben und auspressen.

Frühlingstonic

Ananas-Radieschen-Löwenzahnblätter-Saft

Das bringt Sie nach einem langen Winter wieder richtig in Schwung! Der Saft ist ideal als Frühjahrskur

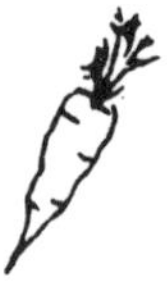

2 dicke Ananasscheiben wenn möglich aus kontrolliert-biologischem Anbau

3 Radieschen

eine Handvoll Löwenzahnblätter

Falls die Ananas nicht aus kontrolliert-biologischem Anbau stammt, die Schale entfernen. Die Scheibe in Streifen schneiden. Die Ananasstücke, Radieschen und Löwenzahnblätter in den Entsafter geben und auspressen.

Rote-Bete-Cocktail

Karotten-Apfel-Rote-Bete-Petersilie-Saft

Mit Petersilie schmeckt diese Kombination besonders gut. Vergessen Sie nicht die Kraft des grünen Gemüses. Alles Leben dieses Planeten liefern die Grünpflanzen!

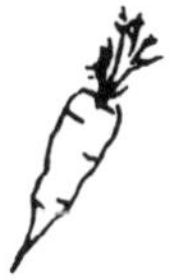

4 Karotten
1 Apfel
½ rote Bete
eine Handvoll Petersilie

Die Karotten säubern und in Stücke schneiden. Den Apfel und die rote Bete in schmale Scheiben schneiden. Das Gemüse und die Apfelscheiben in den Entsafter geben und auspressen.

5

Die Vorzüge von Obst und Gemüse

Es gibt so viele verschiedene Sorten von Obst und Gemüse auf der Welt, daß ich sie unmöglich alle aufzählen kann. Darüber hinaus werden mit der neuen Technologie und den verbesserten Anbaumethoden in einer geradezu schwindelerregenden Schnelligkeit neue Varietäten entwickelt. Nachteilig wirkt sich dabei der übermäßige Einsatz von Agrarchemikalien in der Form von Pestiziden und Herbiziden aus – Giftstoffe, die für Mensch und Tier schädlich sein können. Daher lege ich Ihnen nahe, auf Märkten und in Geschäften einzukaufen, die – falls nur irgend möglich – biologisch-kontrollierte Ware führen. Der Geschmack und die biologische Qualität sind besser, auch wenn das Obst und Gemüse vielleicht kein so perfektes Erscheinungsbild bieten wie die Ware aus Massenanbau. Die Großanbauer verwenden tödliche Chemikalien, um sicherzustellen, daß die Produkte einheitlich geformt und zum günstigsten Zeitpunkt reif sind und selbst nach Wochen und Monaten bei kühler Lagerung nicht verderben.

Kontrolliert-biologische Ware hält sich nicht so lange – aber da Sie jahreszeitgemäß heimische Produkte einkaufen, sind diese Erzeugnisse frischer und besser für Sie und Ihre Familie. (Viele der besseren Supermärkte verfügen heute über spezielle Regale für kontrolliert-biologische Ware.) Der Begriff: ›kontrolliert-biologisch‹ ist (noch) nicht gesetzlich geschützt, Sie müssen daher beim Einkauf von Naturkost auf die Qualitätssiegel der Anbauverbände aus ökologischer Landwirtschaft achten. Kontrolliert-biologische Produkte weisen vielleicht nicht die einheitlich schönen Farben und einwandfreien Formen wie das Obst und Gemüse aus herkömmlichem Anbau auf, aber das ist naturgegeben. Ich bevorzuge jedenfalls Gehalt und Aroma vor Aussehen.

Ich werde im folgenden meine Lieblingssorten von Obst und Gemüse alphabetisch aufzählen und dabei mit den Früchten beginnen. Im einzelnen erläutere ich Ihnen die grundlegenden gesundheitlichen Vorzüge und liefere Ihnen Einkaufs- und Lagerhinweise. Hierbei wird es sich nicht um eine erschöpfende Liste handeln, es können also einige Ihrer Favoriten fehlen, aber jede hier aufgeführte Frucht und jedes Gemüse hat seinen besonderen Platz in meinem Herzen und trägt auf seine Art zu vitaler Gesundheit und allgemeinem Wohlbefinden bei. Ich hoffe, Sie probieren sie selbst der Reihe nach aus und stellen daneben Ihre eigenen Kombinationen zusammen. Vor dem Einkauf sollten Sie jedoch noch meine Empfehlungen bezüglich der Vorbereitung der Nahrung in einer Naturkostküche (Seite 32 ff.) lesen. Abgesehen von einigen Ausnahmen, die in diesem Kapitel erwähnt werden, stellen Sie am besten die Einhaltung der Saftkur dadurch sicher, daß Sie das Obst und Gemüse sofort waschen, wenn Sie vom Einkauf nach Hause kommen. Das Saftkuren fällt um so leichter, je organisierter Sie sind; an erster Stelle steht dabei, die Produkte sauber, trocken und bereit zum Auspressen für den Moment vorbereitet zu haben, in dem Sie die Lust auf frischen und wohlbekömmlichen Saft verspüren.

Über 100 Rezepte von köstlichen und gesundheitsspendenden Obst- und Gemüsesäften finden Sie beginnend mit Seite 47, die Sie auf dem Weg zu einem vitalerem Leben unterstützen.

Früchte

Wie ich es bereits zuvor in diesem Buch erläutert habe, kräftigen und reinigen Früchte den Körper. Für viele, die mit dem Entsaften von Früchten anfangen, ist das Entsaften von Obst ansprechender und vergnüglicher als von Gemüse. Der Geschmack von Apfel- oder Orangensaft ist vertraut; die Vorstellung von einem Honigmelonensaft ist annehmbar. Auch werden Sie schnell feststellen, daß der Unterschied zwischen einem frisch ausgepreßten Apfelsaft aus dem Entsafter und einem Apfelsaft aus dem Handel vergleichbar ist dem Unterschied zwischen einer Live-Aufführung des Berliner Symphonieorchesters und dem Abspielen einer verkratzten Schallplatten-Aufnahme aus den siebziger Jahren.

Ein warnendes Wort zu Fruchtsäften sei hier eingefügt. Sie enthalten viel natürlichen Zucker; sie sollten sparsam von jedem getrunken werden, der die Zuckerzufuhr einschränken muß. Das kann in Fällen von Diabetes, Hypoglykämie, Hyperglykämie, Candida-Befall und Gicht zutreffen. Wenn Sie auf verminderte Zuckerzufuhr angewiesen sind, fragen Sie Ihren Arzt, bevor Sie Fruchtsäfte regelmäßig trinken. Die allgemeine Empfehlung lautet, nicht mehr als einen halben Liter in der Woche zu trinken. Andere Empfehlungen erlauben Fruchtsäfte nur zusammen mit Mahlzeiten oder in Verdünnung mit Wasser. Folgen Sie den Anweisungen Ihres Arztes genau und lassen Sie Ihren Blutzuckerspiegel kontrollieren.

Ananas. Schon der erste Schluck frischen Ananassaftes versetzt uns auf eine sonnnige Südsee-Insel, wo der Wind durch Palmenblätter wiegt und sanfte Wellen an weiße Sandstrände spülen. Der Genuß von frischem Ananassaft bewirkt jedoch noch mehr als die Erinnerung an die Tropen. Er stellt eine phantastische Quelle für Mineralstoffe, wie Natrium, Kalium, Phosphor, Magnesium, Schwefel, Calcium, Eisen und Jod dar. Er enthält auch reichlich Provitamin A, den B-

Komplex und Vitamin C. Außerdem ist er eine hervorragende Quelle für Bromelin, ein Enzym, das die Verdauung fördert. Wenn Sie tierische Erzeugnisse essen, einschließlich Eier, trinken Sie ein Glas Ananassaft etwa 30 Minuten nach Ihrer Mahlzeit; das Bromelin spaltet das Eiweiß in die Aminosäuren auf und erleichtert damit die Verdauung. Bromelin lindert auch Halsbeschwerden und wirkt bei Kehlkopfentzündungen oft heilend.

Ich erinnere mich an einen Aufenthalt in Las Vegas, als der für einen Auftritt im Cäsars Palast vorgesehene Entertainer Kehlkopfentzündung bekam. Sein Leibwächter war ein alter Bekannter von mir aus der Zeit, als wir im USC noch zusammen Fußball spielten. Als er mich sah, bat er mich um Hilfe. Mein Rat für diesen Entertainer lautete, den ganzen Tag über ausschließlich frischen Ananassaft zu trinken. Und zur Aufführung war seine Stimme wieder in Ordnung.

Bereiten Sie die Ananas zum Entsaften vor, indem Sie sie waschen, abreiben und spülen und die Frucht anschließend auf ein Schnittbrett legen. Entfernen Sie zunächst die stacheligen Blätter am Kopfende, schneiden dann die Ananas in dicke Scheiben und danach in Stücke. Verwenden Sie auf alle Fälle die äußere Schale (sofern die Frucht aus kontrolliert-biologischem Anbau stammt) und das innere Herzstück mit. Das Auspressen der gesamten Frucht dient einer optimalen Nährstoffzufuhr. Ich entsafte Ananas täglich und mische den Saft zu gleichen Teilen mit Grapefruitsaft. Das ist mein Frühstücksgetränk, das die Schmerzen und Beschwerden alter Fußballverletzungen lindert, wie es nichts anderes vermag.

Einkauf und Lagerung: Kaufen Sie Ananas, die frisch und sauber aussehen, rundlich und groß sind, sich schwer anfühlen und deren Blätter sich leicht herausziehen lassen. Die Frucht sollte eine dunkle, goldartige Farbe aufweisen und deutlich nach süßer Ananas riechen. Manchmal finden Sie Ananas, die mit dem Flugzeug eingeflogen werden und nur ein oder zwei Tage alt sind, wenn Sie sie auf dem Markt kaufen.

Andere gelangen auf dem Schiffsweg und in gekühlten Containern zu uns; die können bereits mehrere Monate alt sein. Ananas reifen nicht nach, wenn sie einmal geerntet sind, und alte Früchte können dann holzig und trocken schmecken. Ananas sollten bei Raumtemperatur aufbewahrt werden und nicht im Kühlschrank. Wenn Sie eine Ananas aufschneiden und nicht ganz aufbrauchen, zerkleinern Sie sie und verwahren Sie die Stücke in einem Glasbehälter im Kühlschrank. Essen oder entsaften Sie sie so bald wie möglich.

Äpfel. Seit Jahrtausenden schreibt man in so unterschiedlichen Kulturen, wie den Normannen oder den Turkmanen, dem Apfel verjüngende Kräfte zu. Nur dreißig Varietäten waren zu Zeiten des alten Roms bekannt, wohingegen es heute mehr als 1400 verschiedene Apfelsorten gibt. Meine Lieblingssorten sind Delicious (leicht zu verdauen), Golden Delicious, McIntosh, Granny Smith, Boskop, Jonathan und Red Stark.

Alle diese Äpfel eignen sich hervorragend zum Entsaften, und wenigstens zwei oder drei Sorten sind immer erhältlich, ungeachtet der Jahreszeit. Äpfel stellen eine ausgezeichnete Quelle für Pektin dar, das im Darm eine Art Gel zur Entfernung von Giftstoffen bildet und gleichzeitig die Peristaltik fördert. Der Gehalt an Kalium und Phosphor in Äpfeln hilft bei der Spülung der Nieren und Steuerung der Verdauung. Der natürliche Zuckeranteil in dieser Frucht liefert Säuren, die den Speichelfluß und die Verdauung stimulieren. Aus diesen Gründen soll man wohlweislich einen Apfel gut kauen, damit die Kohlenhydrate, wie Zucker und Stärken, aufgespalten werden und der Verdauungsvorgang einsetzen kann. Der Verzehr von Äpfeln ist also gut, aber das Entsaften noch besser.

Ich versuche, nur kontrolliert-biologisch angebaute Äpfel zu verwenden. Häufig werden mehr als elf verschiedene Chemikalien von den Apfelbauern eingesetzt, abgesehen von Wachs, um die Frucht länger zu konservieren. Wenn ich einen gewachsten Apfel essen muß, schäle ich ihn immer. Manche Spritzmittel dringen in die Frucht ein und können nicht abgewaschen werden. Andere Pestizide stehen in dem Verdacht, krebserregend zu sein, aber durch Veröffentlichungen und Verbraucheraufklärung werden sie immer weniger eingesetzt.

Wenn Sie kontrolliert-biologisch angebaute Äpfel einkaufen, achten Sie auf Würmer. Sie schaden nicht, aber Sie werden sie auch nicht im Entsafter wiederfinden wollen. Die industriellen Abfüllbetriebe verwenden einen gewissen Prozentsatz an wurmstichigen, alten, verwachsenen und verdorbenen Früchten. Warum sollten sie sich darum kümmern? Der Saft wird filtriert und erhitzt, so daß der Verbraucher eigentlich nie weiß, woraus der Saft entstand. Daneben ist es für den Verbraucher wesentlich festzustellen, wie hoch der Saftanteil im verkauften Industrieprodukt ist. In vielen Säften beträgt der Saftanteil nur etwa 10%; der Rest ist Wasser und Zucker.

Wenn Sie Apfelsaft kaufen wollen, kaufen Sie keinen, bei dem Sie hindurchblicken können. Das bedeutet nämlich, daß er pasteurisiert oder erhitzt und anschließend gefiltert ist, wobei all die hilfreichen Enzyme ausgeschieden werden. Kaufen Sie statt dessen den trüben Saft, der vielleicht sogar noch einen Bodensatz aufweist; das zeigt, daß der Saft nicht gefiltert wird und daher wahrscheinlich mehr Nährstoffe enthält.

Viele fragen nach dem Unterschied zwischen Apfelsaft und Apfelcidre. Cidre ist ein aus vergorenem Saft frischer Äpfel hergestellter Obstwein. (Wird besonders in der Normandie und der Bretagne hergestellt.)

Einkauf und Lagerung: Achten Sie auf feste, knackige Äpfel, die keine weichen Druckstellen oder Flecken aufweisen. Weiche, mehlige Äpfel lassen sich nicht gut entsaften. Waschen Sie die Äpfel mit kaltem Wasser, wenn sie aus kontrolliert-biologischem Anbau stammen, oder reiben Sie sie mit einem biologisch-abbaubaren Spülmittel ab, wenn sie es nicht sind. Trocknen Sie die Äpfel gut ab und bewahren Sie sie im Gemüsefach des Kühlschranks auf. Sorgen Sie sich nicht, ob Sie das Wachs völlig entfernen können. Schälen Sie die vor Wachs glänzenden Äpfel und entsaften Sie die anderen mit Schale; das meiste Wachs verbleibt auf der Schale und endet damit im Auffangbehälter.

Aprikosen. Ein persischer Dichter nannte diese köstlichen Früchte die Samen der Sonne, und ein Biß in diese kleinen, goldfarbenen ›Himmelskörper‹ erklärt den Grund dafür. Ich liebe Aprikosen aufgrund ihres Geschmackes und auch ihres Gehaltes an Kalium und Magnesium, die zwei Mineralstoffe, die Energie, Ausdauer und Durchhaltevermögen aufbauen. Sie enthalten darüber hinaus Eisen zur Blutbildung sowie Silicium für schöne Haare und Haut. Vorrangig ist allerdings die hohe Konzentration an Betakarotinoiden. Nur noch Honigmelonen haben unter den Früchten einen vergleichbaren Gehalt an Betakarotinoiden. Daher sind Aprikosen eine unschätzbare Quelle an Karotinoiden, die dazu beitragen, Krebs zu verhüten. In sonnengereiften, frisch gepflückten Aprikosen können Sie den höchsten Gehalt an Betakarotinoiden finden.

Einkauf und Lagerung: Wählen Sie Aprikosen, die fest, aber nicht steinhart sind. Die Haut sollte orange-golden, aber nie grün gefärbt sein, mit zarten rosa Tönungen, die Süße anzeigen. Sie halten sich bei Raumtemperatur für einige Tage, im Kühlschrank etwas länger. Entfernen Sie die Kerne vor dem Entsaften.

Bananen. Seit etwa viertausend Jahren, als sie zunächst in Indien angebaut wurden, ernährt sich der Mensch von diesen langgezogenen Früchten ohne Kern. Schon im 12. Jahrhundert verschrieben chinesische Kräuterärzte Bananen zur Genesung in Anbetracht ihres hohen Kaliumgehaltes, der dem Herzen und den Muskelgeweben zugute kommt. Bezüglich des gesamten Mineralstoffgehaltes stehen Bananen von allen weichen Obstsorten nur den Erdbeeren nach.

Bananen sind schwierig, wenn nicht gar unmöglich zu entsaften, weil sie so weich sind. Hier leistet ein Mixer vorzügliche Dienste, weil Sie die Bananen kleinmanschen und mit anderen Säften zu weichfließenden Nektaren vermischen können. Kombinieren Sie beispielsweise eine halbe Banane mit Apfel-Erdbeeren-Saft (Seite 64) oder mit Ananas-Orangen-Saft (Seite 66).

Einkauf und Lagerung: Unreife Bananen verursachen Verdauungsbeschwerden und sollten daher nie verzehrt werden. Die meisten Bananen werden grün gepflückt und reifen unter Gas. Kaufen Sie sie grün, falls möglich, was bedeutet, daß sie noch nicht begast wurden. Bananen reifen bei Zimmertemperatur innerhalb von ein, zwei Tagen. Zur vollen Ausreifung legen Sie sie zusammen mit einem Apfel in eine Papiertüte und verstauen Sie sie an einem dunklen Ort bei Raumtemperatur (unter der Spüle, zum Beispiel). Die chemischen Reaktionen der beiden Fruchtsorten bilden ein natürliches Gas, das die Bananen so zur Reifung bringt, als ob sie am Strauch gereift wären. Dazu benötigen Sie nur etwa einen Tag, obwohl sehr grüne Bananen bis zu drei Tage benötigen. Bei mehr als 12 Bananen verwenden Sie zwei Äpfel.

Birnen. Ich zähle Birnen zu den köstlichsten und sinnlichsten Früchten. Die Süße einer völlig reifen Birne ist unübertroffen; die rundliche Form und feinen Grün-, Gelb-, Braun- und Rosatönungen haben Aquarellmaler und andere Künstler seit Jahrhunderten angeregt. Ich kann mir kaum etwas Besseres für die Verwendung dieser großartigen Frucht vorstellen als das Entsaften. Weil der Birnensaft so dickflüssig und süß ist, muß er mit anderen Säften, üblicherweise mit Apfelsaft, vermischt werden. Birnen sind reich an Vitamin B_1 (Thiamin), eine wichtige Komponente des Vitamin-B-Komplexes, der zu einem gesunden Herzen und hohem Energieniveau bei-

B1

trägt. Sie sind auch gute Quellen für Vitamin B_2 (Riboflavin), B_3 (Niacin) und Folsäure, alles wichtige Bestandteile des B-Komplexes, der für eine umfassende kardiovaskuläre Gesundheit, auch Blutdruck und körperliche Leistungsfähigkeit sorgt. Birnen enthalten einen beträchtlichen Anteil an Vitamin C und den Mineralstoffen Phosphor, Kalium und Calcium. Ihre Süße ist größtenteils auf den Gehalt an Levulose zurückzuführen, eine Zuckerform, die von Diabetikern besser als andere Zucker vertragen wird.

Mehr noch als Äpfel sind Birnen eine erstklassige Quelle für Pektin, eine wichtige Hilfe beim Verdauungsvorgang und der Reinigung des Körpers von Giftstoffen und anderen Schlakken; gleichzeitig stimuliert es die Peristaltik. Daher ist es naheliegend, Birnen zur Behebung von Verstopfung und Verbesserung der Verdauung zu essen.

Obwohl Birnen seit Hunderten von Jahren angebaut werden, gibt es heutzutage nur eine Handvoll von Sorten, die uns auf dem Markt begegnen, wie Bosc's Birne, Dechantsbirne, Williams Christ, Grüne Jagdbirne. Bosc's Birnen sind dunkel- bis hellbraun mit langen, gebogenen Hälsen, und ihr Fruchtfleisch ist nicht so saftig wie das anderer Sorten. Die eher ovalen Dechantsbirnen haben eine gelb-rötliche Schale und einen mild-saftigen Geschmack. Zu den bekanntesten Sorten zählen die Williams-Christ-Birnen mit ihrer gelbbräunlichen Farbe und süßer Saftigkeit. Ich ziehe den Geschmack der Grünen Jagdbirnen vor – süß und vollmundig. Sie sind runder geformt als die anderen Birnen und weisen eine grün gepunktete Schale auf, die den herrlichen Geschmack hütet.

Einkauf und Lagerung: Verzehrbereite Birnen sollten sich am Hals kaum merklich weich anfühlen. Zum Entsaften sollte sich der Hals fest anfühlen, ohne nachzugeben. Weiche, reife Birnen können den Entsafter verstopfen. Der Saft fester, harter (aber nicht unreifer) Birnen ist trüb wie Apfelsaft. Weil das Fruchtfleisch weicher als bei anderen Obstarten ist, empfehle ich, Birnen zusammen mit festeren Früchten zu entsaften, zum Beispiel mit Äpfeln. Beginnen Sie mit festerem Fruchtfleisch und hören damit auf. So stellen Sie sicher, daß sich die Birnen im Entsafter nicht einfach zu Mus verwandeln.

Es liegt nahe, nur festere Birnen zu kaufen, da die reiferen Druckstellen von anderen Kunden davongetragen haben könnten. Wenn Sie vorhaben, die Birnen zu essen, bewahren Sie sie bei Raumtemperatur für einige Tage auf, damit sie nachreifen können. Birnen zum Entsaften halten sich am besten im Kühlschrank bis zu einer Woche.

Erdbeeren. Alle Beeren sind gut für Ihre Gesundheit, im besonderen trifft dies aber für die Erdbeeren zu. Am treffendsten kann ich den Geschmack frisch gepflückter Erdbeeren mit warmen Sonnenstrahlen umschreiben. Bei natürlicher Reifung stellen sie eine außerordentliche Quelle für Vitamin C und für natürliche Zucker dar, die den Organismus reinigen. Erdbeeren sind reich an Kalium und Eisen zur Blutbildung. Mit ihrem Natriumgehalt sind sie ein wertvolles Nerventonikum und Drüsenmittel; daraus erklärt sich auch, warum sie als ›Jungbrunnen‹ angesehen werden. Wenn Sie auf Erdbeeren allergisch reagieren, dann vielleicht deshalb, weil sie noch nicht reif genug waren. Fragen Sie Ihren Hausarzt, ob Sie Erdbeeren versuchen sollten, die erst bei völliger Reife gepflückt wurden.

Was ich am meisten an Erdbeeren schätze, ist der Gehalt an Ellagsäure, die die schädlichen Auswirkungen der Karzinogenen Benzpyrene, die im Zigarettenrauch vorkommen, mindert und oft sogar neutralisiert. Wenn Sie sich im gleichen Raum mit einem Raucher aufhalten – oder wenn Sie selbst Raucher sind –, lutschen Sie einige Erdbeeren in Ihrem Mund, währenddessen Sie dem Rauch ausgesetzt sind. Eine von Dr. Paul La Chance an der Universität von Rutgers durchgeführte Studie zeigte, daß Ellagsäure die Wirkung von Benzpyrenen zu unterbinden vermag. Das ist für Nichtraucher fast wichtiger zu wissen als für Raucher, weil das Passivrauchen ebenso gefährlich oder sogar gefährlicher ist als das Aktivrauchen.

Der Genuß von Erdbeersaft ist eine ausgezeichnete Weise, um die Vorzüge dieser erlesenen Beeren zu nutzen. Weil der Saft recht dickflüssig ist, werden Sie es wahrscheinlich vorziehen, ihn mit anderen Säften zu verdünnen. Versuchen Sie es zum Beispiel mit Trauben- (Seite 66) oder Ananassaft (Seite 54).

Einkauf und Lagerung: Kaufen Sie die frischesten Erdbeeren, die Sie sehen. Wenn Sie nahe an einer Erdbeerfarm wohnen, können Sie im Frühsommer sogar Ihre eigenen Erdbeeren pflücken und so sicher sein, süße, saftige, sonnengereifte Früchte zu erhalten. Je länger sie an der Pflanze reifen, desto mehr Vitamin C enthalten sie – und desto besser schmecken sie. Bewässerte Beeren aus den riesigen Anbaufarmen sind nicht so geschmacksintensiv wie die Erdbeeren, die auf kleineren Farmen wachsen, aber dennoch eine gute Wahl für regelmäßige Saftkuren. Der Geschmack von Erdbeeren ist unübertroffen.

Wählen Sie rote, feste, duftende Beeren aus, die leicht glänzen und noch über den kleinen grünen Blätterkranz verfügen. Waschen Sie sie in kaltem Wasser und lassen Sie sie kopfüber auf saugfähigem Papier oder Wischtüchern trocknen. Sobald sie trocken sind, bewahren Sie die Erdbeeren lose in einer offenen Papiertüte im Kühlschrank für einige Tage auf.

Kirschen. Wenn wir eine Schale Kirschen täglich essen würden, wären wir sehr viel gesünder. Mir fiele das nicht schwer, wenn diese phantastische Frucht nur das ganze Jahr über verfügbar wäre. Die dunkelschimmernden, rot bis schwarzroten Kugeln, voller Süße, enthalten viele Mineralstoffe und Vitamine und ergeben entsteint einen köstlichen Saft. Dunklere Kirschen enthalten mehr Eisen, Magnesium und Kalium als die helleren, aber alle sind sie eine gute Quelle für Silicium und Provitamin A. Es mehren sich die Hinweise, daß der Saft von schwarzen Kirschen die Bildung von Plaque (Belag auf Zahnfleisch und Zähnen) verhindert und aus diesem Grund dem Zahnverfall vorbeugt.

Kirschen gehören zur gleichen Familie von Steinobst, wie Pfirsiche, Aprikosen und Pflaumen auch. Meist gibt es sie nur im Frühsommer, vor allem im Juli. Entfernen Sie den Stein vor dem Entsaften, indem Sie entweder die Kirsche halbieren und den Stein herausheben oder indem Sie einen Steinentferner verwenden, ein praktisches und preisgünstiges Haushaltsgerät, das es in vielen Kaufhäusern gibt. Sie können Süßkirschen oder Sauerkirschen entsaften, wobei die Sauerkirschen vornehmlich zum Einmachen als Kompott verwendet werden.

Einkauf und Lagerung: Im Gegensatz zu Pfirsichen und Pflaumen reifen Kirschen nicht nach, wenn sie einmal vom Baum gepflückt sind. Kaufen Sie daher volle, feste Kirschen mit kräftigen Stielen, und vermeiden Sie steinharte ebenso wie breiig-weiche Kirschen. Sie können sie im Kühlschrank für ein bis zwei Tage aufbewahren. Waschen Sie die Kirschen kurz vor dem Entsaften.

Kiwis. Die Kiwifrucht wurde in Neuseeland aus einer kleineren, weniger schmackhaften Frucht gezüchtet, der chinesischen Stachelbeere. Die neuseeländischen Farmer waren von ihrer Schöpfung so angetan, daß sie die Frucht nach dem Wahrzeichen ihres Landes, dem flügellosen Vogel Kiwi, benannten. Heutzutage werden Kiwis auch in anderen Ländern mit anderen Zeitzonen angebaut, so daß sich die Importe aus Neuseeland mit anderen Importen ergänzen und Kiwifrüchte das ganze Jahr über erhältlich sind. Das trifft sich auch deswegen ausgezeichnet, weil Kiwis reich an Vitamin C und sehr saftig sind. Die Haut der kleinen, ovalen Frucht ist braun und behaart; das Fruchtfleisch im Inneren ist sorbettgrün mit eßbaren, winzig kleinen Samen. Der Geschmack der Kiwi wird oft mit einer Mischung zwischen Erdbeeren und Ananas verglichen. Schneiden Sie die ungeschälte Frucht in Stücke und entsaften Sie sie. Das Ergebnis ist phantastisch. Besonders gerne mische ich Trauben- und Kiwisaft zu gleichen Teilen.

Einkauf und Lagerung: Kaufen Sie feste Kiwis, die auf Druck leicht nachgeben. Sie sollten keinesfalls steinhart sein. Bewahren Sie sie im Kühlschrank auf, wo sie sich über eine Woche lang halten.

Mangos. Mehr als die Hälfte der Erdbevölkerung kennt eine Mango besser als einen Apfel. Wenn Sie diesen Umstand berücksichtigen, verstehen Sie vielleicht, warum es so viele Varietäten dieser Frucht gibt. Mangos wachsen in Asien, Süd- und Mittelamerika, der Karibik, in Florida, Kalifornien und in Afrika. Sie zählen zu den saftigsten und köstlichsten Früchten auf diesem Planeten – auch wenn Sie bislang nicht in den Genuß einer reifen Frucht gekommen sind, sondern nur einen säuerlichen Abklatsch in Ihrem Mund verspürt haben. Probieren Sie weiter. Die meisten Mangos sind wunderbar süß und ergeben geschmackvolle Mischungen mit allen möglichen Säften. Darüber hinaus sind sie reich an Betacarotinoiden, Kalium, Vitamin C und Pantothensäure, die zum Vitamin-B-Komplex zählt. Schälen Sie Mangos auf jeden Fall und entfernen Sie den länglichen Kern vor dem Entsaften.

Einkauf und Lagerung: Mangos gibt es in allen Größen, obwohl ich größere Sorten bevorzuge, die am saftigsten sind. Mangos sind fast das ganze Jahr über erhältlich. Die sanftweiche Haut ist gelblich-grün, manchmal auch rosig. Reife Früchte sind druckempfindlich wie Avocados; am Stielende sollte ein überschwenglich süßer Duft entströmen. Wenn Sie dieses Aroma nicht riechen können, hat die Frucht voraussichtlich kaum Geschmack. Vermeiden Sie Früchte mit Druckstellen, Früchte, die zu hart oder zu weich sind, sowie Früchte, die schon gären. Weil es sich bei Mangos um tropische Früchte handelt, sind sie im Kühlschrank nicht gut aufgehoben, obwohl sie sich dort, wenn sie reif sind, in Stücke geschnitten für ein oder zwei Tage halten. Lassen Sie Mangos bei Zimmertemperatur für etwa einen Tag nachreifen, und danach können Sie die wohlschmeckende Frucht auspressen oder verzehren.

Melonen. Aus allen Melonen lassen sich herrlich cremige, energiegeladene Säfte pressen. Die Wurzeln der Pflanze reichen bis tief in nährstoffreiche Erdschichten hinab und ziehen Wasser aus der Tiefe in diese unglaublich nährstoffreichen Früchte hinein. Daher enthalten alle Melonen im Verhältnis zu ihrem kalorischen Wert eine hohe Dichte an Nährstoffen.

Ich rate Ihnen, sowohl Melonen zu essen wie auch Melonensaft zu trinken. Bei Auftritten im Fernsehen oder Seminaren pflege ich zu sagen: »Essen Sie Melonen für sich oder gar nicht«, und damit meine ich, daß sie ihres vollen Nährwertes wegen ohne Beeinträchtigung durch andere Nahrungsmittel für sich verdaut werden sollten. Melonen stellen ausgezeichnete Tonika dar und unterstützen die Ausscheidung von Schlacken aus dem Körper. Aufgrund dieser diuretischen Eigenschaften helfen sie bei Nierenbeschwerden.

Wenn Sie Melonen entsaften, ist die diuretische Wirkung noch stärker. Durch das Entsaften erhalten Sie wertvolle Vitamine und Mineralstoffe auch aus der Schale, so daß Ihnen statt lediglich 5% der ernährungsphysiologischen Vorteile etwa 95% zugute kommen. Das ist ein erheblicher Unterschied! So enthält zum Beispiel die grüne Schale der Wassermelone Chlorophyll, Provitamin A, Eiweiß und Kalium. Aus dem Saft der weißen Innenschale, die nach dem Verzehr Bauchschmerzen verursacht, erhalten Sie Zink, noch mehr Kalium, Jod, lebenswichtige Nukleinsäuren und verdauungsfördernde Enzyme.

Honigmelonen. Honigmelonen haben eine helle, weiche Schale und ein hellgrünes, saftiges Fruchtfleisch, das köstlich süß schmeckt. Honigmelonen sind eine gute Quelle für Vitamin C und Provitamin A sowie für Kalium, Zink und wertvolle Verdauungsenzyme.

Einkauf und Lagerung: Wählen Sie Melonen mit einer Schale, die mit leicht netzartigen Fasern überzogen ist und die ein deutliches Honigaroma ausströmen. Die etwa zwei bis drei Kilo schweren Melonen, die gelbliche Stielenden aufweisen und auf Druck leicht nachgeben, schmecken am süßesten und besten. Vermeiden Sie Melonen, die hart wie Bowling-Bälle sind. Diese sind voraussichtlich im Inneren genauso hart und reifen nicht nach, weil sie zu früh geerntet wurden. Bewahren Sie Honigmelonen bei Raumtemperatur auf, wenn Sie vorhaben, sie bald zu verzehren, ansonsten im Kühlschrank für einige Tage. Versetzen Sie Honigmelonensaft mit einem Spritzer Zitronensaft (vorausgesetzt, Sie pressen ein Stück Zitrone aus).

Kantalupen. Sie wissen es vielleicht nicht, doch Kantalupen sind die nährstoffreichsten Früchte, die es gibt. Ich habe lange Zeit die erstaunlichen Eigenschaften dieser Melonenart studiert; meine eigenen Überzeugungen wurden von einer Gruppe von Wissenschaftlern bestätigt, die im Auftrag einer Verbraucherschutzorganisation eine Liste von Früchten in der Reihenfolge ihres Nährwertes herausgaben. Nach der Kantalupe kommt die Wassermelone an zweiter Stelle, darauf folgen Orangen, Erdbeeren, Grapefruit, Ananas, Tangerinen und Pfirsiche. Pflaumen schließen sich danach an.

Kantalupen sind reich an Provitamin A und Vitamin C, wie auch an Myoinosit, ein Lipid, das angstmindernd und schlaffördernd wirkt und die Arterienverhärtung verhüten hilft. Sie enthalten von allen Früchten den höchsten Gehalt an Verdauungsenzymen, weit mehr als Papayas und Mangos. Auch die Amerikanische Krebsgesellschaft empfiehlt diese herrlichen Melonen als gesunde Wirkstoffträger zur Vorbeugung gegen Darmkrebs und Melanome.

Kantalupen gibt es vom Sommer bis in den Spätherbst

hinein. Essen Sie davon, soviel Sie können. Eine Melone durchschnittlicher Größe enthält nur 100 bis 110 Kalorien, aber die entscheidende Dichte von Nährstoffen pro Kalorie ist phänomenal. Wenn Sie eine Kantalupe mit Schale und Kernen entsaften, nehmen Sie fast 100% des Nährwertes auf – im Gegensatz zu den 5%, wenn Sie lediglich das orangefarbene Fruchtfleisch essen.

Einkauf und Lagerung: Kaufen Sie Melonen mit einem weichen Stielende, das feine Risse aufweist. Die Schale sollte von netzartigen Fasern überzogen sein und die Melone süß duften. Bewahren Sie sie im Kühlschrank auf, wenn sie schon reif, und bei Raumtemperatur, wenn sie noch etwas fest ist.

Wassermelonen. Wenn Sie die Vorzüge von Wassermelonensaft erfassen, lernen Sie das schätzen, was ich den ›Saftvorteil‹ nenne. Die Schale der Wassermelone, sowohl der grüne wie weiße Teil, ist außerordentlich nährstoffhaltig, wie ich es bereits ausgeführt habe. Sie ist reich an Provitamin A, Kalium und Zink. Zink wirkt der Impotenz entgegen. Es stärkt den Körper zur Vermeidung von Leistenbrüchen, es reinigt die Harnwege, ebenso die Nieren und die Blase, und es fördert eine gesunde Prostata. Wassermelonen stehen mit an erster Stelle, was diuretisch wirkende Früchte betrifft, abgesehen von Preiselbeeren. Der Saftvorteil, den ich angesprochen habe, ist deutlich erkennbar, wenn Sie erfahren, daß die Schale der Wassermelone einen Freien-Radikale-Fänger freisetzt, der die Sauerstoffversorgung der Zellen erneuert, den Ausstoß von Peroxiden durch tote Zellen umkehrt und als Verjüngungsmittel wirksam ist.

Ich esse Wassermelonen, sooft es geht. Das süße, rote Fruchtfleisch liefert wichtige Mineral- und Zellsalze, notwendige Faserstoffe und schmeckt an heißen Tagen besonders erfrischend. Da sich jedoch 95% des Nährwertes in der Schale befinden, presse ich diese köstliche Frucht öfter aus, als ich sie esse. Wenn Sie einmal einen Wassermelonensaft getrunken haben, werden Sie mir beipflichten, daß er zu den besten Durstlöschern zählt, die es gibt.

Einkauf und Lagerung: Klopfen Sie mit Ihren Fingern an der Wassermelone, um zu entscheiden, ob sie hohl klingt und daher reif ist. Die Schale, die grün oder weißlich-grün gestreift sein kann, sollte eher dumpf als glänzend aussehen, und wenn Sie mit Ihren Fingernägeln daran kratzen, sollte sich das Grün leicht abschaben lassen. Ein Großhändler hat mir einmal verraten, die Schale nach Bißmalen von Bienen abzusuchen, denn diese gelegentlich anzutreffenden Zeichen weisen darauf hin, daß Bienen von der köstlichen Süße angezogen wurden.

Andere Vorschläge empfehlen, die Unterseite, auf der die Melone während der Reifung am Boden auflag, zu prüfen; eine blaße Färbung bedeutet, daß die Melone reif und verzehrbereit ist. Oder auspreßbereit. Bewahren Sie Wassermelonen an einem kühlen Ort oder im Kühlschrank auf, sobald Sie sie aufgeschnitten haben.

Papayas. Wer kann den Namen dieser Frucht aussprechen, ohne an die Tropen denken zu müssen? Unterhalb des Wendekreises des Krebses gedeihen Papayas, und die Menschen, die in diesen Breitengraden leben, können sich täglich an diesen reifen Früchten laben. Bei uns gibt es durch die verbesserten Transportverbindungen auch immer häufiger Papayas, die fast so geschmackvoll sind wie in den tropischen Ländern. Im Inneren der länglich, grün-gelben Früchte umgibt das saftig weiche Fruchtfleisch eine Masse aus glänzend-schwarzen, eßbaren Samen.

Papayas ergeben einen wohlschmeckenden Saft. Die Frucht ist auch eine gute Quelle für Betacarotinoide, Kalium, Calcium und Vitamin C. Papayas sind, wenn Sie sie essen anstatt zu entsaften, eine ausgezeichnete Quelle für Faserstoffe. Die Frucht enthält auch das Enzym Papain, das zur Eiweißverdauung dient. Tatsächlich wird Papain kommerziell als Fleischweichmacher eingesetzt.

Einkauf und Lagerung: Versuchen Sie, die Früchte mit gelben Tönungen einzukaufen, die darauf hinweisen, daß sich der Reifezustand bald einstellt. Reife Früchte verhalten sich ähnlich wie Mango oder Avocado und sollten nur für einige wenige Tage im Kühlschrank aufbewahrt werden. Unreife Früchte reifen innerhalb von ein bis zwei Tagen bei Raumtemperatur nach. Leicht gesprenkelte oder fleckige Früchte scheinen geschmackvoller zu sein als die einwandfrei aussehenden Papayas, obwohl ich damit nicht faulige Stellen oder offensichtliche Druckstellen meine. Vor dem Auspressen müssen Sie die Früchte schälen.

Preiselbeeren. Als ich vor Jahren in Florida über die Safttherapie Vorträge hielt, empfahl ich, frisch ausgepreßten Preiselbeersaft mit frisch ausgepreßtem Apfelsaft zu mischen. Bald darauf brachte ein Fruchtsafthersteller diese Mischung auf den Markt. Es scheint, daß eine gute Idee schnell Anklang in der Öffentlichkeit und im Geschäftsleben findet.

Ein frischer Preiselbeersaft leistet ausgezeichnete Dienste. Die kleinen roten Beeren enthalten Quinin, das durch die Zotten des Dünndarms seinen Weg in die Leber findet. Dort wird Quinin in Hippursäure umgewandelt, die bei der Ausscheidung von Purinen, Harnstoff, Harnsäure und Giftstoffen aus der Blase, den Nieren, der Prostata und der Hoden eine Rolle spielt. Das ist eine gute Nachricht für alle Männer in Anbetracht des steigenden Risikos für Prostatakrebs. Preiselbeeren unterstützen auch die Reinigung und Heilung der Harnwege; das ist ein guter Hinweis für die vielen Frauen, die an chronischen Harnwegeentzündungen leiden.

Es gibt jedoch noch mehr über diese bemerkenswerten Beeren zu erzählen. Ihre anti-viralen Eigenschaften sind zur Zeit Gegenstand wissenschaftlicher Untersuchungen. Reisende in tropische Länder nehmen Chinintabletten zum Schutz vor Malaria. Ich glaube, daß ein Glas frischen Preiselbeersaftes manchmal Grippesymptome über Nacht zum Verschwinden bringen kann – die Schmerzen und sämtliche Begleiterscheinungen. Jeder, der anfällig für Erkältungen ist, sollte im Winter viel Preiselbeersaft trinken. Hinderlich ist vielleicht nur, daß der Preiselbeersaft wegen des Chinins bitter schmeckt, so daß sich die Mundwinkel nach dem ersten Schluck verziehen. Die Safthersteller fügen daher Zucker oder Süßstoff hinzu, um den Preiselbeersaft trinkbar zu machen. Das ist jedoch unnötig. Mischen Sie einfach den Saft mit einem anderen, süßeren Fruchtsaft wie dem von Äpfeln, Birnen oder Grapefruit.

Einkauf und Lagerung: Kaufen Sie frische Preiselbeeren, wann immer möglich, und vergewissern Sie sich, daß Sie rundliche, feste, farbenkräftige Beeren erhalten. Ich empfehle Ihnen, soviel Beeren wie möglich zu kaufen. Sie lassen sich gut einfrieren, so daß Sie während des ganzen Winters den köstlichen, gesunden Preiselbeersaft herstellen können. Zweckmäßigerweise waschen Sie die Preiselbeeren erst kurz vor ihrer Verwendung.

Weintrauben. Das einzige, was ich mir schöner als den Anblick einer Schale voller reifer, saftiger Trauben vorstellen kann, ist ein Glas frischen Traubensaftes mit Stielen und Kernen. Süße nahrhafte Trauben wurden die Nahrung der Götter genannt, und der Mensch hat sie seit der Antike gelobt. Traubenkerne wurden in ägyptischen Gräbern gefunden, und schon Geschichten aus dem Alten Testament sprechen vom Traubenanbau.

Es gibt zwischen vierzig und fünfzig verschiedene Trauben-Varietäten, die farblich von Grün und Hellgelb bis Rot und Dunkelviolett reichen. Viele sind kernlos, alle miteinander köstlich. Trauben sind reich an Kalium, ein Mineralstoff, der die basischen Reserven im Körper mitbildet und die Funktion der Nieren anregt und den Herzschlag regulieren hilft. Trauben sind darüber hinaus eine Quelle für Eisen, das für die Hämoglobinbildung im Blut ausschlaggebend ist. Sie regen die Verdauungsäfte an, fördern die Darmbewegung, reinigen die Leber und treiben die Harnsäure aus dem Körper. Außerdem wirken sie beruhigend auf das Nervensystem, wie es nur bei wenigen anderen Früchten der Fall ist. In Frankreich essen viele Menschen nichts als Trauben während der Reifezeit, um auf natürliche Weise den Körper zu reinigen und ein Säure-Basen-Gleichgewicht im Organismus herzustellen. Einige Studien deuten auf eine geringere Krebshäufigkeit in den Gebieten in Frankreich hin, in denen eine ausschließliche Traubenkur einmal jährlich praktiziert wird.

Wenn Sie zu den Diabetikern, Hyperglykämikern, Hpoglykämikern oder Patienten mit anderen Blutzuckerproblemen gehören, sollten Sie Trauben und Traubensaft meiden, da ihr hoher Zuckergehalt bei anormalem Blutzuckerspiegel nicht günstig ist. Andererseits ist es gerade diese natürliche Süße, die sie für Kinder und Erwachsene gleichermaßen so verlokkend machen. Wenn der Traubensaft, den Sie auspressen, zu süß schmeckt – und ob Sie es glauben oder nicht, das kann tatsächlich der Fall sein –, fügen Sie zum Ausgleich einfach ein wenig Zitronensaft zu.

Einkauf und Lagerung: Kaufen Sie, falls möglich, Trauben aus kontrolliert-biologischem Anbau. Trauben gehören zu den Früchten, die am meisten besprüht werden, manchmal sogar mit bis zu dreiundvierzig verschiedenen Pestiziden und Chemikalien. Ich kaufe für meine Kinder nur Trauben aus kontrolliert-biologischem Anbau – nichts ist zu gut für sie, selbst wenn die Trauben etwas teurer sind. Trauben sollten frisch, rundlich, druckfest und farbenkräftig sein. Wenn Sie grüne Trauben kaufen, achten Sie darauf, daß sie eine leicht gelbliche Tönung aufweisen; rote und dunkelviolette Trauben sollten insgesamt kräftig gefärbt sein. Die Trauben sollten gewissermaßen ›blühen‹, das heißt, wenn Sie ein Bündel hochheben, sollten einige Trauben abfallen, Flüssigkeit verlieren, glänzen oder zerdrückt sein. Die Stiele sollten grün und knackig sein. Vertrocknete, braune Stiele weisen auf alte Trauben hin.

Waschen Sie die Trauben gründlich und, sobald sie trocken sind, bewahren Sie sie im Kühlschrank auf, wo sie sich für eine Woche und länger halten. Eines meiner Lieblingsrezepte ist der Weihnachtscocktail, eine himmlische Mischung von Äpfeln, Trauben und Zitrone (Seite 50). Abgesehen von Fruchtsaftmischungen sollten Trauben und Traubensaft öfters auch für sich allein verzehrt werden, das heißt: nicht zusammen mit anderen Nahrungsmitteln, damit Sie ihren vollen Nährwert ausnutzen können.

Zitrusfrüchte. Grapefruits, Zitronen, Limonen, Orangen und Mandarinen zählen zu den halbtropischen Früchten. Sie weisen einige gemeinsame Merkmale auf, auf die ich kurz eingehe, bevor ich die einzelnen Früchte beschreibe.

Wie jedes Schulkind weiß, enthalten die Zitrusfrüchte sehr viel Vitamin C. Wenn die Zitrusfrüchte entsaften, zerfällt das Vitamin C rasch. Daher sollten Orangen- und Grapefruitsäfte innerhalb weniger Minuten nach dem Entsaften getrunken werden, um in den Genuß all ihrer Vorzüge zu gelangen. Wie verhält es sich nun mit den abgefüllten und aus konzentriertem, gefrorenem Fruchtmark hergestellten Zitrussäften im Supermarkt? Lesen Sie die Etiketten sorgfältig; oft heißt es nämlich ›mit Zusatz von Vitamin C‹. Sie nehmen etwas Vitamin C auf, wenn Sie diese Säfte trinken, aber es handelt sich dabei nicht um das ursprünglich in der Frucht selbst enthaltene Vitamin, sondern um ein synthetisches Vitamin aus dem Labor.

Wenn Sie Zitrusfrüchte in den Entsafter geben, können Sie, wie bei anderen Früchten auch, die Kerne und Häute mit einführen. Pressen Sie aber nicht die Schale von Orangen, Grapefruits oder Mandarinen im Entsafter aus. Diese Früchte müssen vor dem Entsaften immer geschält werden, weil die Schale schwer verdaulich ist und Probleme im Verdauungstrakt verursachen kann. Aus diesem Grund rate ich Ihnen, die Schale von Orangen, Grapefruits oder Mandarinen nie in einem Rezept zu verwenden. Die Schalen von Zitronen und Limonen sind jedoch verdaubar.

So sehr ich mich gegen die Verwendung der Schale von Grapefruits und Orangen ausspreche, so nachhaltig empfehle ich dagegen den Verzehr der weißen Haut und der Fruchthäute. Belassen Sie diese beim Schälen an der Frucht zum Entsaften oder essen Sie sie mit, um den vollen natürlichen Gehalt an Vitamin C und Bioflavonoiden aufzunehmen. Die Bioflavonoide heißen auch ›Vitamin P‹ nach dem verstorbenen ungarischen Nobelpreisträger Dr. Albert Szent-Györgyi, der das Vitamin C entdeckte. Zusammen mit dem Vitamin C kräftigen die Bioflavonoide die Kapillaren und Blutgefäße, unterstützen den Körper bei der Bekämpfung von Erkältungskrankheiten und erhöhen die anti-viralen, anti-allergischen und anti-entzündlichen Prozesse im Körper. Die Zitrusfrüchte liefern darüber hinaus auch viel Provitamin A.

Einkauf und Lagerung: Kaufen Sie immer gut ausgereifte Zitrusfrüchte. Manche Orangen sind oft leicht grün, selbst wenn sie reif sind; andere hingegen sind hellorange. Anders als andere Früchte, reifen Zitrusfrüchte nach dem Pflücken nicht nach. Daher sind Behauptungen wie ›baumgereift‹ bedeutungslos. Alle Zitrusfrüchte sollten baumgereift sein. Wenn Sie eine Zitrusfrucht in die Hand nehmen, sollte sie sich schwer anfühlen, weil sie ansonsten alt und ausgetrocknet sein kann. Eine dicke Schale bedeutet im übrigen viel Abfall und wenig Saft. Um viel Saft zu erhalten, kaufen Sie daher schwere, dünnschalige Früchte und bewahren Sie sie lose im Kühlschrank auf. Denken Sie daran, daß der Saft die höchste Konzentration an Vitamin C aufweist.

Grapefruits. Die rosafarbenen Früchte sind süßer und enthalten weniger Säure als die hellgelben, beide sind jedoch hervorragende Quellen für Vitamin C, Calcium, Phosphor und Kalium. Die Fruchtsäuren stimulieren die Verdauungssäfte; verschiedene Hinweise lassen vermuten, daß die säuerlich schmeckenden Stoffe in der Frucht gegen bestimmte Formen von Krebs wirksam sind. Grapefruitsaft ist auch gut gegen Erkältungen und bei Zahnfleischbluten. Grapefruits sind nicht so sauer wie Zitronen und, so seltsam es klingen mag, werden von vielen besser als Orangen vertragen.

Einkauf und Lagerung: Achten Sie auf elastische, dünnschalige, runde, schwere Früchte mit einem deutlich süßen Geruch. Die Frucht selbst sollte sich geschmeidig, aber nicht weich anfühlen und an beiden Enden abgeflacht sein.

Limonen. So wie die artverwandte Zitrone, sind Limonen eine geschmackvolle, beißend-saure, subtropische Frucht. Limonen enthalten Vitamin C, Bioflavonoide und Kalium. Am besten fügt man sie in kleinen Mengen anderen Säften zu oder verwendet sie als Verzierung. Versuchen Sie den Früchte-Cooler (Seite 55) und den Honigmelonen-Limonen-Saft (Seite 55) als zwei köstliche Säfte, die den eigenen Geschmack dieser wunderbaren Frucht zum Ausdruck bringen.

Einkauf und Lagerung: Geschmeidige, schwere Früchte bedeuten viel Saft. Eine genarbte und rauhe Schale zeigt, daß die Frucht trockener und weniger geschmacksintensiv ist. Waschen Sie Limonen mit einem bioabbaubaren Spülmittel vor dem Entsaften und bewahren Sie sie an einem kühlen, aber nicht kalten Ort auf.

Mandarinen. Mandarinen und Tangarinen sehen wie leicht schälbare kleine Orangen aus. Sie enthalten mehr Zucker, weniger Fruchtsäuren und stellen eine ausgezeichnete Quelle für Vitamin B_1 dar. Eine kleine Mandarine enthält mehr verfügbares Vitmain C als manche große Orange. Viele, die keine Orangen vertragen können, bevorzugen Mandarinen und Tangarinen. Die Nährstoffe in diesen Früchten helfen virale Infekte abzuwehren. Allein der Verzehr von ein bis zwei Früchten täglich bei kaltem Wetter hilft Erkältungen und Schnupfen vermeiden.

Mandarinen und ihre Verwandten sind ab Mitte November bis in den Februar hinein erhältlich. Von den verschiedenen Varietäten ist die Satsuma die bekannteste, eine süße und fast kernlose Frucht aus Japan. Weiterhin gibt es die Kinnow mit einer sehr dünnen Schale, die schwieriger zu schälen ist als die Satsuma; die Clementinen, die größer und dunkler sind, weisen eine gröbere Schale als die Satsuma auf. Andere Mandarinenvarietäten sind zum Beispiel kleiner, dunkelorange mit einer genarbten, lockeren Schale, die sich sehr leicht abschälen lassen; sie sind sehr saftig und haben viele Kerne. Tangelos sind am größten, da sie aus einer Kreuzung zwischen Mandarinen und anderen Zitrusfrüchten entstanden sind. Die geschmackvollste heißt Mineola oder rote Tangelo und stammt aus der Kreuzung von Mandarine und Grapefruit.

Einkauf und Lagerung: Alle Früchte aus dieser Familie von Zitrusfrüchten sollten erntefrisch gekauft, bei Raumtemperatur oder im Kühlschrank aufbewahrt und innerhalb einer Woche nach Kauf verzehrt werden. Sie können sie zum Entsaften verwenden und müssen dazu geschält werden, aber essen ist besser.

Orangen. Orangen sind die von fast jedem bevorzugten Zitrusfrüchte. Kaum jemand hat noch nie ein Glas Orangensaft getrunken oder eine Orange verzehrt. Aber wußten Sie schon, daß noch im letzten Jahrhundert Orangen selten waren? Die ersten Glashäuser in Europa wurden auch deshalb gebaut, um die empfindlichen Orangenbäume vor dem Frost zu schützen, worauf der Begriff ›Orangerie‹ zurückgreift.

Der Gesetzgeber schreibt vor, daß abgefüllter und verpackter Orangensaft pasteurisiert sein muß, obwohl bei diesem Vorgang lebenswichtige Enzyme abgetötet werden. Wie ich bereits ausgeführt habe, fügen viele Hersteller synthetisches Vitamin C hinzu, weil der Großteil des im Saft enthaltenen Vitamin C kurz nach dem Auspressen zerfällt. Andere Hersteller versetzen den Saft darüber hinaus mit Zucker.

All das ist nicht notwendig, wenn Sie selbst Orangen auspressen. Ein Glas frischen Orangensaftes ist eine der Köstlichkeiten im Leben – aber nicht nur in der Weise, wie Sie es sich vielleicht vorstellen. Wenn Mutter frischen Orangensaft für das Sonntagsfrühstück auspreßte, drehte sie halbierte Orangen auf der Fruchtpresse oder drückte sie per Hand aus. Das ist kein Entsaften, sondern das Reiben von Zellen an Membranen und das Erzeugen von etwas, das ich Orangenwasser nenne. Es mag gut schmecken, bietet jedoch nur wenige der gesundheitlichen Vorteile von Orangensaft aus dem Entsafter.

Fünf bis sechs Orangen ergeben etwa einen halben Liter Saft. Entfernen Sie dazu die Schale, nicht aber die weiße Haut und die Fruchthäute. Schneiden Sie die Orange in Stücke und geben Sie sie in den Entsafter. Heraus kommt ein dicker, leicht schaumiger Saft mit einer himmlisch cremigen Farbe, der fast den gesamten Nährwert der Orange in sich hat. Der süße, köstliche Saft ist reich an Vitamin C und der Vitamine des B-Komplexes, an Bioflavonoiden, Kalium, Zink und Phosphor sowie an natürlichen Zuckern. In seiner reinen Form stellt er ein harmonisches Gleichgewicht von Nährstoffen dar, das vor Erkältungskrankheiten, Gewebeverletzungen, Herzerkrankungen und Schlaganfall schützt. Darüber hinaus kräftigen die Nährstoffe die Blutgefäße und Kapillaren und ermöglichen die Grundlage für ein langes und gesundes Leben.

Einkauf und Lagerung: Wie bei den anderen Zitrusfrüchten auch, kaufen Sie dünnschalige, schwere Früchte und bewahren Sie sie im Kühlschrank auf.

Zitronen. Zitronen zählen zu den Zitrusfrüchten mit den meisten Vorzügen. Der Saft ist eine reiche Quelle für Bioflavonoide und spielt eine bedeutende Rolle bei der Entschlakkung des Körpers von Giftstoffen. Der hohe Gehalt von Zitronensäure bedeutet, daß schon wenig Saft eine Menge bewirken kann und daher am zweckmäßigsten mit anderen Säften gemischt oder mit Mineralwasser verdünnt wird. Wer Zitronensaft täglich trinken möchte, dem empfehle ich eine halbe Zitrone auf 250 ml Wasser. Versuchen Sie auch Jays weltberühmte Limonade (Seite 60) als einen der besten Durststiller, der den Körper auf natürliche Weise reinigt.

Einkauf und Lagerung: Eine rauhe und genarbte Schale weist auf einen geringen Saftgehalt hin, und grüne Stellen bedeuten, daß die Frucht säurehaltiger als gewöhnlich ist. Viele Zitronen sind mit Wachs und Chemikalien behandelt, daher ist es notwendig, sie mit einem bioabbaubaren Spülmittel zu waschen, bevor Sie sie im Kühlschrank aufbewahren.

Gemüse

Bevor ich mit meinen Ausführungen über die verschiedenen Gemüsesorten beginne, möchte ich drei Punkte betonen:

Erstens bin ich gerne ein Vegetarier, wenn ich entsafte, und ein Früchteesser, wenn ich esse. Das bedeutet nicht, daß ich mich nicht an frischen, wohlschmeckenden Fruchtsäften erfreue, die ich mir aus den oben beschriebenen Obstsorten auspresse. Das meine ich nicht. Ich trinke durchschnittlich zwei Gläser Fruchtsaft täglich, andererseits aber jeden Tag vier Gläser Gemüsesaft. Ich halte Gemüsesäfte unentbehrlich für eine robuste Gesundheit. Die Nährstoffe aus den verschiedenen Gemüsen liefern uns lebenswichtige Bausteine, und wenn wir sie in konzentrierter Form – als Saft – aufnehmen, können wir bei vitaler Gesundheit bleiben, frei von vielen Leiden, Schmerzen und ernsthafteren Beschwerden, von denen diejenigen betroffen sind, die sich nicht gesund ernähren.

Zweitens rate ich Ihnen, Gemüsesäfte zu ›kauen‹. Das scheint widersprüchlich zu klingen, aber wie ich zuvor erklärt habe, nutzen Sie frischen Gemüsesaft am besten, wenn Sie ihn in Ihrem Mund dreißig bis sechzig Sekunden lang herumschwenken, bevor Sie ihn hinunterschlucken. Während sich der Saft im Mund der Körpertemperatur angleicht, wird er gleichzeitig süßer. Aber, was noch wichtiger ist, der warme Saft regt die Produktion eines Verdauungsenzyms im Speichel an, das Ptyalin heißt. Dieser Vorgang fördert die Verdauung und die bessere Gesamtverwertung der Nährstoffe.

Drittens sollten Sie aufgrund der konzentriert vorhandenen Nährstoffe grüne Gemüsesäfte nie pur trinken. Grüne Gemüsesäfte stammen von den offensichtlich grünen Blattgemüsen, wie Kohl, Kopfsalat, Broccoli, Keimlingen (Senf, Kresse etc.) und Spinat. Der Saft ist für den Körper zu potent, um damit umgehen zu können, und er kann, obwohl er nicht schädlich ist, leichte Benommenheit und ungewohnte Darmbewegungen für ein oder zwei Tage verursachen. Wenn Sie grüne Gemüse auspressen, achten Sie darauf, Ihr Glas nur zu einem Viertel mit grünem Saft zu füllen. Gießen Sie den Rest mit Karotten-Sellerie-Apfel-Saft oder einer ähnlichen Mischung auf.

Blattgrün. Die grünen Triebe und das Blattgrün von Lauchzwiebeln, Senf, Spinat, Petersilie, rote Bete, Rüben usw. haben seit Hunderten von Jahren die Menschheit genährt, und sie waren in jedem Kontinent als nahrhaftes Grundnahrungsmittel Teil der täglichen Ernährung. Die grünen Triebe und das Blattgrün verschiedener Gemüse sind leicht zu ernten, werden aber in der heutigen Zeit viel zu häufig zugunsten milder schmeckender und bekannterer Gemüseteile vernachlässigt.

Das Blattgrün ist schwer verdaulich, wenn man es als Rohkost verzehrt. Es wird daher manchmal leicht angedünstet, um die Zellulose in den Zellwänden aufzulockern. Dadurch ist es zwar leichter zu verdauen, aber viele der nutzbringenden Nährstoffe werden beim Erhitzen zerstört. Das läßt sich mit dem Entsafter vermeiden. Ein Großteil des Nährwertes von Blattgrün wird vom Organismus innerhalb von Minuten aufgenommen. Manches Blattgrün liefert mehr als 100% der täglich empfohlenen Mindestmenge der beiden Vitamine A und C. Viele der grünen Teile enthalten auch einen bedeutenden Anteil an Eisen und Calcium.

Einkauf und Lagerung: Verwenden Sie nur Blattgrün mit kräftigen Blättern. Vermeiden Sie grüne Teile mit dick- oder grobgeaderten, flabbrigen oder vergilbten Blättern. Die grünen Triebe von Senf können leicht bronzeartig gefärbt sein. Nach dem Einweichen in Wasser mit einem bioabbaubaren Spülmittel oder, wenn es sich um Ware aus kontrolliert-biologischem Anbau handelt, dem Abwaschen mit kaltem Wasser, trocknen Sie die Blätter durch Ausschleudern. Wenn sie völlig trocken sind, bewahren Sie sie in einer großen Plastiktüte im

Kühlschrank auf. Entsaften Sie die oberirdischen, grünen Triebe und das Blattgrün so bald wie möglich, da sie sich nur für wenige Tage halten. Denken Sie aber daran, daß der daraus hergestellte grüne Saft mit anderen Säften, wie Karotte und Sellerie, gemischt werden muß.

Blumenkohl. Mark Twain nannte den Blumenkohl einen »Kohl mit höherer Schulbildung«. Mit Sicherheit weist das schneeige Gemüse viele der ernährungsphysiologischen Vorteile von Kohl auf. Dieser Kreuzblütler wird seit Jahrhunderten in Gärten angebaut, aber erst seit etwa 1920 auch kommerziell gezüchtet, als die moderne Agrartechnik Wege fand, die empfindliche Pflanze bei den kühlen Temperaturen, die sie vorzieht, zu kultivieren.

Blumenkohl enthält Phosphor und Kalium, daneben Indol-3-Carbonal, das die moderne Forschung als Schutzfaktor gegen Brustkrebs bei Frauen einzustufen beginnt.

Gekochter Blumenkohl kann unangenehme Verdauungsbeschwerden verursachen, und selbst als Rohkost ist er schwierig zu verdauen. Wenn ich ihn auspresse, mische ich ihn gewöhnlich mit Karotten und Petersilie oder mit Äpfeln (Seite 85 und 86).

Einkauf und Lagerung: Achten Sie auf kompakte, feste Blumenkohlköpfe mit gleichmäßiger blasser Elfenbeinfarbe bis weißlicher Farbe. Den Kopf sollten hellgrüne Blätter umgeben. Vermeiden Sie Gemüse mit braunen Flecken oder Anzeichen von Schimmel. Bewahren Sie Blumenkohl im Kühlschrank auf oder, wenn Sie ihn innerhalb von ein bis zwei Tagen entsaften wollen, in einer kühlen Speisekammer oder im Keller.

Broccoli. Dieses grüne Gemüse enthält überreichlich Betacarotinoide und ist daher eines der besten Lebensmittel, das Sie verzehren oder trinken können. Betacarotinoide sind außerordentlich wirkungsvolle Krebsabwehrstoffe. Die Amerikanische Krebsgesellschaft empfiehlt, Broccoli als eines der gebräuchlichsten und wohlschmeckendsten Gemüse aus der Familie der Kreuzblütler mehrmals wöchentlich zu verzehren und führt weiter aus, daß Gemüse aus der Familie der Kreuzblütler »das Auftreten von Dickdarm-, Magen- und Speiseröhrenkrebs vermindern kann«.

Betacarotinoide sind nicht das einzige, was Broccoli auszeichnet. Das preiswerte und leicht verfügbare Gemüse ist reich an Vitamin B_1 und C; es enthält viel Calcium, Schwefel, Kalium und Spuren von Selen (siehe den Abschnitt über Kohl zum Wert dieses wichtigen Spurenelements). Darüber hinaus hat das Nationale Krebsinstitut vor kurzem eine Substanz in Broccoli mit der Bezeichnung Indol-3-Carbonal identifiziert, das Östrogene bei Frauen zu emulgieren scheint und damit das Risiko von Brustkrebs vermindern kann. Mischen Sie Broccoli-Saft mit Karotten- oder Apfelsaft (Seiten 81, 82).

Die Amerikanische Krebsgesellschaft legt nahe, Broccoli zu *essen*. Ich empfehle Ihnen darüber hinaus, Broccoli und artverwandte Gemüse so oft wie möglich zu *entsaften*. Wenn Sie ihn verzehren, essen Sie ihn als Rohkost, um die wertvollen Nährstoffe und Faserstoffe besser auszunutzen, auch wenn Sie dadurch nicht dieselbe Konzentration an Betacarotinoiden, Vitaminen und Mineralstoffen wie beim Auspressen zu sich nehmen. Sie können beim Entsaften mit einer Portion weit mehr aufnehmen und die Vorzüge unmittelbarer genießen.

Einkauf und Lagerung: Wählen Sie Köpfe mit dichtbewachsenen Spitzen ohne gelbgefärbte Teile aus. Die Strünke, die zusammen mit den vollen Spitzen entsaftet werden sollten, müssen fest und von grünen Blättern umwachsen sein. Alte Broccoli erkennen Sie an schlaffen, hölzernen Strünken.

Fenchel. Die Italiener verwenden Fenchel seit Generationen, aber dennoch staunen immer noch viele über dieses ungewöhnlich aussehende Gemüse. Sie haben es wahrscheinlich schon in der Gemüseabteilung Ihres Supermarktes einmal gesehen, ähnlich einem Bündel Sellerie, das von einem Lastwagen überrollt und dem feder- und flechtenartige Blätter aufgesetzt wurden. Fenchel weist einen eigentümlichen, süßlichen Geschmack auf, der überrascht, wenn man nur Bonbonsüße erwartet.

Fenchel gehört zur gleichen Familie wie Sellerie und bietet ebenso viele der gesundheitsfördernden Eigenschaften von Sellerie. Reich an Provitamin A und den Vitaminen B und C, stellt Fenchel auch eine gute Quelle für Calcium, Schwefel und Eisen dar. Vermischt mit Karottensaft hilft er bei der Behandlung von Nachtblindheit und anderen Sehbeschwerden. Wird zudem noch Rote-Bete-Saft hinzugefügt, wirkt diese Mischung als besonders blutreinigend, sowie bei Frauen die Menstruation besänftigend. Ich kombiniere diesen Saft auch gerne mit Apfelsaft (Seite 89 und 90) und habe festgestellt, daß diese Mischung hervorragend geeignet ist bei Verdauungsstörungen und Magenbeschwerden – trotz der unansehnlichen braunen Farbe. Fenchelsaft soll auch bei Migräneanfällen helfen.

Einkauf und Lagerung: Kaufen Sie immer Fenchel, an dem sich noch das grüne Kraut befindet und der ein gesund-kräftiges Aussehen zeigt. Die Knolle sollte fest, knackig und hell aussehen und keine vergilbten Stellen aufweisen. Wie Sellerie auch, sollte Fenchel im Kühlschrank aufbewahrt und innerhalb von etwa einer Woche aufgebraucht werden.

Grüne Bohnen. Sie mögen vielleicht überrascht sein, grüne Bohnen mit auf der Liste von Gemüse aufgeführt zu sehen, die sich hervorragend zum Entsaften eignen. Ich empfehle jedoch nicht, ihren Saft pur zu trinken, er ist unangenehm dickflüssig. Wie alle grünen Säfte soll er nicht pur getrunken werden. Ich schlage Ihnen vor, diesen Saft mit süßem Karotten- und/oder Apfelsaft zu verdünnen.

Grüne Bohnen sind reich an Calcium, Magnesium, Phosphor und Kalium sowie an Eiweiß. Sie sind zudem eine gute

Quelle für die Vitamine des B-Komplexes und für Bioflavonoide zur Stärkung der Kapillargefäße und Blutadern.

Einkauf und Lagerung: Frische Bohnen sollten mit einem deutlich vernehmbaren Knacken brechen. Kaufen Sie keine schlaffen grünen Bohnen. Waschen Sie sie im Wasser mit einem bioabbaubaren Spülmittel und danach mit frischem Wasser. Wenn sie wieder trocken sind, bewahren Sie sie für einige Tage im Kühlschrank auf.

Gurken. Der Ausdruck: »Kühl wie eine Gurke« (geflügeltes Wort in den USA, Anm. d. Ü.) beruht auf Tatsachen. Gurken halten eine Innentemperatur aufrecht, die selbst an einem warmen Tag etwa 12° C niedriger als die Außentemperatur ist. Aus diesem Grund essen Menschen in heißen Ländern, wie Indien und dem Nahen Osten, Gurken seit Hunderten von Jahren als natürliches Kühlmittel.

Ich halte Gurken für die ›Wassermelone‹ unter den Gemüsen. Wie Wassermelonen auch, enthalten Gurken sehr viel Wasser und tragen daher zur Regulierung der Körpertemperatur und Stoffwechselvorgänge bei, weil die Zellen mit nährstoffreichem Wasser versorgt und von Abfallstoffen entsorgt werden.

Neben ihrem hohen Anteil an Kalium, Schwefel und Mangan stellen Gurken auch eine ausgezeichnete Quelle für Silicium dar. Silicium fördert die Heilung von Sehnenscheidenentzündungen. Es verleiht auch Muskeln und Darmzellen neue Elastizität und verhilft damit zu besserem Aussehen. Für sich allein, besser noch mit Karotten-, Kopfsalat- oder Spinatsaft vermischt, schmeckt der Gurkensaft nicht nur köstlich, sondern vermag auch das Wachstum von Haaren und Fingernägeln zu fördern und Haarverlust zu verhindern. Er stellt einen weiteren ›Verjüngungsdrink‹ dar, der, regelmäßig getrunken, viel der jugendlichen Vitalität bewahren hilft.

Ich empfehle nicht, Gurkensaft pur zu trinken, weil er ungewöhnlich schmeckt. Ich mische ihn daher normalerweise mit Karotten und füge manchmal auch ein wenig Rote-Bete-Saft (Seite 80) hinzu, wie es mich mein Mentor Dr. Norman W. Walker gelehrt hat.

Einkauf und Lagerung: Kaufen Sie feste Gurken mit dunkelgrüner Schale. Geeignete Gurken zeigen geringe Unregelmäßigkeiten an der Oberfläche, sollten aber nie verschrumpelt oder vernarbt sein oder weiche Stellen aufweisen. Wenn die Gurken gewachst sind, schälen Sie sie vor dem Entsaften oder waschen Sie sie sorgfältig in Wasser mit bioabbaubarem Spülmittel und spülen mit frischem Wasser nach. Bewahren Sie die getrockneten und gesäuberten Gurken im Kühlschrank auf.

Ingwerwurzel. In Asien werden seit alters her die Speisen mit Ingwer gewürzt. Seine medizinischen Eigenschaften werden mindestens ebenso lange geschätzt.

Die Inhaltsstoffe der knorrigen Knolle wirken gefäßerweiternd, so daß man zunächst schwitzt und danach einen abkühlenden Effekt verspürt. Daher ist der Verzehr von Ingwer bei Fieber angezeigt.

Ingwer, gemischt mit Apfelsaft, schmeckt köstlich und vermag die Stimmbänder zu heilen, wenn sie entzündet oder gereizt sind.

Es ist auch ein Expektorans zur Reinigung der Nebenhöhlen und der Lungen von angesammeltem Schleim. Trinken Sie Ingwer-Karotten-Saft sooft wie möglich und besonders dann, wenn Sie spüren, daß sich eine Erkältung nähert.

Einkauf und Lagerung: Kaufen Sie frische Ingwerwurzeln in der Gemüseabteilung Ihres Supermarktes oder Lebensmittelladens. Sie sollten sich trocken und knorrig ohne weiche Stellen anfühlen und nicht wahrnehmbar riechen. Bewahren Sie die Wurzel an einem kühlen, trockenen Ort auf, ähnlich wie Knoblauch. Legen Sie sie nicht in den Kühlschrank. Wenn sich die Schale besonders zäh anfühlt, schälen Sie den Ingwer vor dem Entsaften.

Jicama. Vielen sind Jicamas ebenso vertraut wie Kartoffeln, den meisten aber sind sie völlig unbekannt. Diese Wurzelknolle mit einer rauhen Schale stammt aus Mexiko und Mittelamerika und ist dort ein Hauptnahrungsmittel. Jicamas sind knackig und saftig und ähneln in ihrem Geschmack und Aussehen den Maronen.

Jicamas stellen eine ausgezeichnete Quelle für Calcium und Phosphor dar. Ich mische Jicama gerne mit Karotten- und Petersiliensaft (Seite 95) sowie mit Karotten-Apfel-Sellerie-Saft (Seite 96). Beide Säfte wirken beruhigend bei Magenbeschwerden. Jicamas können auch zusammen mit Birnen entsaftet werden – als einzige Ausnahme der ›Keine Früchte außer Äpfel mit Gemüse‹-Regel. Diese Mischung kann auch zur Linderung von Schmerzen bei Hämorrhoiden getrunken werden.

Einkauf und Lagerung: Jicamas sollten fest und ohne weiche Druckstellen sein. Die rauhe Schale sollte vor dem Verzehr abgeschält werden – versuchen Sie einmal in Scheiben geschnittene Jicama in Salaten –, können aber beim Entsaften mitverwendet werden. Bewahren Sie Jicamas so, wie Kartoffeln auch, an einem kühlen Ort auf.

Karotten. Was würde ich ohne Karottensaft anfangen? Zusammen mit Apfelsaft ist es der am vielseitigsten verwendbare Saft, der sich mit einer Reihe von anderen Säften auf treffliche Weise ergänzt und einen süßen Beigeschmack bringt. Der süße, köstliche Karottensaft weist eine intensivorange Farbe auf und ist leicht verdaulich. Kinder lieben ihn wie einen Fruchtsaft und scheinen fast immer bereit zu sein, ein Glas davon zu trinken. Linda und ich kaufen im allgemeinen jede Woche einen Sack mit 12 kg Karotten aus kontrolliert-biologischem Anbau und bewahren die Karotten in einem Kühlschrank auf. Glauben Sie mir, die Karotten verschwinden in dieser Woche, weil wir beide und unsere zwei Söhne mit beharrlicher Regelmäßigkeit Karottensaft auspressen.

Wenn Sie mit dem Saftkuren beginnen, werden Sie feststellen, daß Karottensaft schnell zu einem festen Bestandteil Ihrer täglichen Ernährung wird. Karotten ergeben eine außerordentliche Quelle für Provitamin A (Betacarotinoide) – ein 150 ml Glas enthält etwa 20 mg dieser Nährstoffe. Wenn Sie Vitamin A Ergänzungskapseln (Fischöl) zu sich nehmen, kann es sein, daß Ihr Körper zuviel davon speichert und sich Nebenwirkungen einstellen. Wenn Sie Provitamin A aus Gemüse aufnehmen, ist eine Überdosierung nicht zu befürchten. Wenn sich Ihre Haut infolge exzessiven Gebrauchs von Karottensaft leicht orange färbt, brauchen Sie sich nicht zu beunruhigen. Das ist harmlos. Ein Pfund Karotten enthält außerdem etwa 30 mg Vitamin C sowie die meisten Vitamine des B-Komplexes. Neben Calcium und Eisen sind in Karotten die Mineralstoffe Natrium, Kalium und Phosphor enthalten.

Die komplexen Kohlenhydrate in Karotten geben dem Körper Energie. Karottensaft ist auch leicht verdaulich. Seine therapeutische Wirkung auf die Leber ist unübersehbar, denn er unterstützt die Freisetzung von Galle und die Regulierung von Choleristin. Die basisch wirkenden Mineralstoffe in Karotten glätten und tonisieren die Darmwände und beschirmen darüber hinaus das gesamte Nervensystem. Für mich läßt dies alles den Karottensaft zum ausgewogensten aller Gemüsesäfte werden.

Ich trinke sehr viel Karottensaft, entweder pur oder in Mischung mit anderen Säften. Er trägt mit dazu bei, die Haut vor Sonnenbrand zu schützen; das ist ein Bonus für alle, die gerne bei gutem Wetter unterwegs sind. Die vielen Vorzüge von Karottensaft haben offensichtlich dazu geführt, daß man in vielen Ländern frisch ausgepreßten Karottensaft in Naturkostläden, Reformhäusern oder an Straßenständen kaufen kann. Er wird seines ausgezeichneten Geschmacks wegen überall gerne getrunken.

Als ich einmal für eine NBC-Station im Fernsehen auftreten sollte, traf ich einen Herrn namens David Lebowitz, der mich um ein Glas Karottensaft bat. Er ging am Stock und hinkte ein wenig, schien aber ansonsten bei guter Gesundheit zu sein. Er erzählte mir, daß er sechs Jahre zuvor durch einen Anfall von Multipler Sklerose zum Krüppel geworden war. Blind und gelähmt lag er auf seinem Bett und versuchte, sein Schicksal zu akzeptieren. Er hatte seine Arbeit als Produktionsleiter bei der Fernsehstation verloren, vermißte aber am meisten, mit seinem Sohn spielen zu können. Nach zwei Jahren brachten ihn Freunde schließlich in ein Kurheim in Baden-Baden, wo er sich einer Karottensaft-Diät unterzog. Sein Augenlicht stellte sich wieder ein und er konnte auch wieder gehen. Heute arbeitet er bei der Fernsehstation am Teleprompter, fährt Auto, liest, geht und erfreut sich zusammen mit seiner Familie des Lebens. Ich betrachte die Geschichte von Herrn Lebowitz als ein Zeugnis für die innewohnenden Kräfte des Karottensaftes.

Einkauf und Lagerung: Kaufen Sie feste, glatte Karotten ohne Bruch- und Faulstellen und keine kleinen, weißlichen Wurzeln. Größere Wurzeln mit einem Durchmesser von mehr als fünf Zentimetern weisen auf ein hölzernes Inneres hin. Blattgrün am Kopfende zeigt an, daß es sich um frische Ware handelt. Je heller die Karotte, desto süßer ist sie. Sie können Karotten im Kühlschrank bis zu zwei Wochen lagern. Karotten aus herkömmlichem Anbau sollten gut gereinigt und die Wurzelspitze sowie das Kopfende jeweils um mindestens einen Zentimeter gekürzt werden, denn dort sammeln sich die Pestizide besonders an. Selbst wenn die Karotten voll Schmutz sind, schälen Sie sie nicht. Ein Großteil des Nährwertes liegt unterhalb der Schale und wird durch das Abschaben der Schale entfernt. Schrubben Sie statt dessen die Karotten unter fließendem Wasser mit einer weichen Gemüsebürste ab.

Karotten aus kontrolliert-biologischem Anbau brauchen Sie vor dem Entsaften nur kurz zu waschen; Sie müssen sie nicht abbrüsten.

Kartoffeln. Von Moskau bis Malibu werden Kartoffeln in erstaunlichem Umfang verzehrt. Diese Wurzelknolle hat in Hungerszeiten ganze Völker am Leben erhalten und sich damit immer wieder einen Ehrenplatz unter allen Lebensmitteln erobert. Kartoffeln gehören zusammen mit Tomaten und Paprika zu den Nachtschattengewächsen, die aus der Neuen Welt von den Konquistadoren nach Europa gebracht wurden, wo sie sich schnell zu einem der wichtigsten Hauptnahrungsmittel ausbreiteten.

Eine mittelgroße Kartoffel liefert ein Drittel des täglichen Mindestbedarfes an Vitamin C und ist nach den Zitrusfrüchten eine bedeutende Quelle für dieses lebenswichtige Vitamin. Kartoffeln bestehen zu ungefähr 20% aus Kohlenhydraten und haben relativ wenige Kalorien (eine mittelgroße Knolle enthält etwa 100 Kalorien). Sie liefern zudem Eiweiß, Vitamine des B-Komplexes, Kalium, Calcium und Eisen. Fast alle Nährstoffe befinden sich in oder unter der Schale. Ich selbst halte Kartoffelsalat für nicht sehr schmackhaft. Ich mische ihn mit Karotten und Äpfeln und füge gelegentlich etwas Petersilie und/oder Kresse für zusätzliches Aroma hinzu (siehe Seite 93).

Einkauf und Lagerung: Ich kaufe große, gelb- bis rotbraune Kartoffeln zum Entsaften und Braten ein. Ich achte auch darauf, ob die Kartoffeln Augen haben. Die Augen weisen auf bestehende Keimfähigkeit hin; die Knolle ist daher reich an Enzymen und lebensfähig. Kartoffeln, die nicht mehr auskeimen können, sind Hybride oder Mutanten – sicherlich nicht meine Nahrungswahl. Außerdem vermeide ich Kartoffeln mit schwarzen Flecken. Alte oder falsch gelagerte Kartoffeln entwickeln eine grün gefärbte Schale, die von einem giftigen Alkaloid namens Solanin herrührt. Kaufen Sie nie solche Kartoffeln! Wenn Kartoffeln, die Sie daheim aufbewahren, grün aussehen, sondern Sie sie aus oder schneiden wenigstens die grünen Stellen aus. Bewahren Sie Kartoffeln an einem kühlen, dunklen und trockenen Ort auf, entfernt von Zwiebeln und

Äpfeln. Trotz ihrer legendären Lagerfähigkeit halten sich die meisten Kartoffeln nicht länger als mehrere Wochen lang. Kaufen Sie daher nur so viele, wie Sie in dieser Zeit aufbrauchen.

Keimlinge. Keimlinge und Sprossen sind eine hervorragende Nährquelle. Ich esse sie in Salaten und als Beilage, um meinen Körper mit vielen der Inhaltsstoffe von Getreide und Grünpflanzen zu versorgen. Auch entsafte ich gerne Keimlinge, wie beispielsweise für das Haarwuchstonic (Seite 92). Sie sind leicht verdaulich – Bohnensprossen sind zum Beispiel mit Sicherheit für den Organismus verträglicher als die reife Bohne – und sie sind reich an Vitamin C, vielen Mineralstoffen und Eiweiß.

Es gibt unzählige Arten von Keimlingen, angefangen von Adzuki-Bohne und Luzerne (Alfalfa) bis zu Sesam und Sonnenblumen. Viele Samen können Sie im Supermarkt kaufen, andere jedoch nur in Naturkostläden und Reformhäusern. Keimlinge und Sprossen sind leicht zu ziehen, und weil Sie sie regelmäßig zu sich nehmen sollten, wäre es eigentlich angebracht, sie in eigens dafür vorgesehenen Keimanlagen zu züchten. Beziehen Sie Ihre Kinder mit ein – sie finden bestimmt Spaß daran.

Keimanleitung

Ausrüstung. Sie benötigen mehrere Keimböden mit Ablauföffnungen. Sie gibt es in allen Naturkostläden und Reformhäusern (für weitere Informationen über Keimanlagen siehe Seite 38).

Methode. Geben Sie eine halbe Tasse getrockneter Samen oder Körner in die Keimanlage und gießen soviel Wasser dazu, bis sie bedeckt sind. Lassen Sie die Keimlinge für 5 bis 12 Stunden einweichen (siehe nachstehende Tabelle für die genaue Einweichdauer).

Gießen Sie nach dem Einweichen das Wasser ab und stellen die Keimanlage an einem lichtgeschützten Ort auf. Wässern Sie die Keime alle 12 Stunden. Sobald sie auszukeimen beginnen und sich die ersten grünen Keimblätter zeigen, setzen Sie die Keimanlage dem Sonnenlicht aus, damit die Keime Chlorophyll bilden können (siehe nachstehende Tabelle für die erforderliche Keimdauer).

Sprossen aus Getreide- und Hülsenfrüchtensamen sind eßbar, sobald sich die ersten Keimblätter zeigen. Andere Keimlinge müssen sprießen, bis sie 3 bis 5 cm lang sind.

Achtung: Alte Samen sind nicht mehr keimfähig. Sondern Sie überalterte Samen aus.

Keimtabelle – Einweichdauer und Keimdauer

	Einweichdauer (Stunden)	Keimdauer (Tage)
Hülsenfrüchte		
Adzuki	9 – 12	2 – 3
Erbsen	10 – 12	2 – 3
Kichererbsen	10 – 12	2 – 3
Linsen	10 – 12	2 – 3
Sojabohnen	10 – 12	2 – 3
Samen		
Radieschen	5 – 8	3 – 5
Sesam	8 – 10	3
Sonnenblumen	5 – 8	2 – 3
Getreide		
Dinkel	10 – 12	2 – 3
Hirse	8 – 10	1 – 2
Luzerne (Alfalfa)	5 – 8	3 – 5
Mais	12 – 15	3 – 5
Reis	10 – 12	3 – 4
Roggen	10 – 12	2 – 3
Weizengras	10 – 12	7 – 9

schimmel – Pilz

Knoblauch. Zweifelsfrei haben Sie bereits eine Menge über Knoblauch in Zeitschriften und Zeitungen gelesen. Es scheint, als ob nun alle Welt entdeckt, was Vegetarier und ganzheitliche Heiler schon seit Jahrhunderten wissen. Knoblauch ist eine heilkräftige Pflanze.

Der beißend-scharf riechenden Knolle werden alle Arten von wunderlichen Eigenschaften zugeschrieben. Nachweislich wirkt Knoblauch jedoch blutdrucksenkend, darüber hinaus mindert er das Auftreten von Blutverklumpung, senkt das ›schlechte‹ LDL-Cholesterin, verhütet bestimmte Formen von Magenkrebs und stärkt das Immunsystem. Außerdem verringert er das Risiko eines zweiten Herzinfarktes, wenn man ihn in relativ hohen Dosen nach dem ersten Infarkt zu sich nimmt. Ein Bestandteil des Knoblauchs, das Allicin, ist nicht nur für seinen charakteristischen Geruch verantwortlich, sondern hemmt sehr wahrscheinlich das Wachstum von Bakterien und zerstört Pilze und Hefen im Körper. Das erklärt, warum es besser ist, natürlichen Knoblauch zu sich zu nehmen als geruchlose Pillen zu schlucken. Knoblauch regt auch die Bildung von Verdauungsenzymen und die Ausscheidung von Giftstoffen aus dem Organismus durch die Haut an.

Allerdings steht die Menge an Knoblauch, die wir verzehren sollen, zur Debatte. Ich meine, ein bis zwei Zehen sind ausreichend. Eine Zehe einer großen, wohlausgebildeten Knolle entspricht in etwa acht kleineren Zehen. Wenn ich Knoblauch auspresse, gebe ich ein bis zwei Zehen in den Entsafter und schiebe Karotten, ein wenig Petersilie, Sellerie, rote Bete oder Äpfel nach. Bis die anderen Gemüse (oder Äpfel) durch den Entsafter gepreßt sind, ist der Geruch längst wieder aus der Maschine gewichen. (Ein Rezept für Knoblauchsaft finden Sie auf Seite 94.)

Einkauf und Lagerung: Kaufen Sie Knoblauch häufiger ein, so daß Sie immer frische Ware zur Verfügung haben. Kaufen Sie keine Knollen mit weichen Stellen oder schwarzem Schimmel auf der papierenen Schale. Die Knollen sollten sich aus festen, kräftigen Zehen zusammensetzen. Bewahren Sie Knoblauch bei Raumtemperatur in einem gut-belüfteten Fach oder Korb auf. Legen Sie ihn nie in den Kühlschrank.

Kohl. Kohl wird als weiterer Vertreter aus der Familie der Kreuzblütler oft in der modernen Küche übersehen; wenn doch, dann nur als Grundlage für fette, ölige Kohlrouladen oder als schlüpfrige Beilage für vertrocknetes Corned Beef verwendet. Als ich in San Pedro, Kalifornien, in der Nähe des Hafens von Los Angeles aufwuchs, aßen wir gekochten Kohl mehrmals die Woche, da wir arm wie viele andere auch in der Depression der 30er Jahre waren. Meine jugoslawischen Eltern zogen neben anderen Gemüsen, die ihnen vertraut waren, Unmengen von Kohl in unserem kleinen Garten auf. Meine Mutter kochte ein preisgünstiges (tatsächlich sogar spottbilliges) Gericht aus Kohl zusammen mit Öl, Kräutern und Knoblauch, das *Cupussa* genannt wird. Inzwischen weiß ich, daß der aus dem verkochten Gemüse bezogene Nährwert sehr gering war, doch es füllte unsere Mägen. Aber wie könnte ich dennoch den schrecklichen, schwefeligen Geruch von gekochtem Kohl vergessen?

Gekochter oder gedämpfter Kohl verliert einen Teil seiner Vitamine und Mineralstoffe und zurück bleibt anorganischer Schwefel. Dieser ausgefällte Schwefel setzt sich in Seitentaschen des Magens ab und verursacht häufig erhebliche Verdauungsbeschwerden.

Erst viel später entdeckte ich die Kraft des Saftkurens und stellte dabei fest, daß die Hauptmahlzeit meiner Kindheit ein wertvolles Gemüse war. Kohl ist eine gute Quelle für Betacarotinoide, Vitamin C, Schwefel und, falls er auf mineralstoffreichem Boden gezogen wurde, Selen; dieses Spurenelement spielt eine wichtige Rolle als Krebsverhütungsmittel wie auch als Schutzfaktor vor Herzerkrankungen und entzündlichen Prozessen, wie Arthritis. Selen wird als ein ›Verjüngungsmineral‹ angesehen, das das gesunde Aussehen der Haut erhöht und die Potenz bei Männern fördert. Kohl enthält auch in größerem Umfang die Aminosäure Glutamin.

Ich hatte eine interessante Erfahrung mit dieser Aminosäure in den späten 40er Jahren, als mich Dr. Garnet Cheney, damals im Vorstand der Krebsabteilung in der Medizinischen Fakultät der Stanford Universität in Palo Alto, Kalifornien, einlud, ihm und anderen Ärzten richtiges Saftkuren zu zeigen. Dr. Cheney befaßte sich gerade mit Forschungsarbeiten über den Wert von Glutamin bei der Heilung von Magengeschwüren. Seine Theorie lautete, daß Magengeschwüre nur Vorläufer von Dickdarmkrebs seien. Wir setzten fündundsechzig Freiwillige mit Magengeschwüren auf eine ausgedehnte Kohlsaft-Therapie. Jedem der Freiwilligen wurde dabei ein Liter Kohlsaft täglich verordnet. Aufgrund des konzentrierten Saftes entstanden so starke Magenbeschwerden, daß wir die Formel in Kohl-Sellerie-Karotten-Saft abänderten. Nach drei Wochen waren alle Patienten außer zweien geheilt, und die verbleibenden zwei wiesen nur noch minimale Symptome auf. Heute befaßt sich die Forschung mit der Untersuchung der Rolle, die diese Aminosäure bei der Behebung oder Heilung von Dünndarmentzündungen und zur Dämpfung des Verlangens nach Alkohol spielt.

Einkauf und Lagerung: Kaufen Sie nur Kohlköpfe, die äußerlich gesund aussehen. Wurmzerfressene, verwelkte Deckblätter weisen darauf hin, daß der ganze Kopf wurmzerfressen und nicht frisch ist. Auch weil die Deckblätter viele Nährstoffe enthalten, ist es wenig angebracht, sie entfernen zu müssen. Ich bewahre Kohl im Kühlschrank für eine Woche oder länger auf. Er hält sich auch an einem kühlen, unbeheizten Raum im Winter für mehrere Tage. Um ihn trinkbar zu machen, mische ich Kohlsaft immer mit anderen Säften, gewöhnlich mit Karotten oder Äpfeln.

Kopfsalat. Wenn ich von Kopfsalat spreche, meine ich auch die blattreichen Köpfe von Endivien, Romano, Chicorée, Lolo

Rosso, Radiccio und Eissalat, nicht aber die überzüchteten hellgrünen Köpfe, die nahezu ohne jeden Nährwert sind. Salatsaft ist reich an Provitamin A und Vitamin C und natürlich auch an lebenswichtigem Chlorophyll und dem Mineral Silicium. Er enthält darüber hinaus Schwefel, der bei täglicher Aufnahme das Risiko des Auftretens von Lungenkrebs bei Rauchern senken kann. Silicium sorgt für gesunden Haarwuchs und Hauttonus. Die Vitamine des B-Komplexes, vor allem Folsäure und PABA (Paraaminobenzoesäure), fördern ebenfalls eine gesunde Haut.

Als Rohkost unterstützt Salat die Verdauung. Salat ist gut für die Zähne und das Zahnfleisch, da er beim Kauen die Zähne überstreicht und dabei reinigt. Der Nährwert liegt vor allem in den dunkelsten Blättern bei jeder Art von Salat. Ein dicker Strunk kann auf bitteren Geschmack hinweisen, der aber in der Mischung von grünem Salatsaft mit Karotten und Petersilie (Seite 79) untergeht. Trinken Sie jedoch Salatsaft auf keinen Fall pur; mischen Sie ihn immer mit anderen Säften (Seite 88 und 99).

Einkauf und Lagerung: Kaufen Sie knackige Köpfe mit Blättern, die je nach Art von Salat so dunkel wie möglich sind. Reinigen Sie ihn wie auf Seite 32 f. beschrieben. Schleudern Sie die Blätter aus. Wenn sie völlig trocken sind, können Sie den Salat in großen Plastiktüten im Kühlschrank bis zu einer Woche aufbewahren.

Kresse. Die würzige Kresse belebt Rohkostsalate und ergibt darüber hinaus auch einen wertvollen Saft. Der Kressesaft ist grün und sollte daher nicht pur getrunken werden. Er schmeckt auch etwas bitter und ist daher leichter trinkbar, wenn er mit Karotte, Kartoffel und ein wenig Petersilie (Seite 97) oder Karotte, Spinat und Rübenblättern (Seite 82) vermischt wird.

Einkauf und Lagerung: Es fällt immer leichter, Kresse in Supermärkten oder Lebensmittelgeschäften einzukaufen.

Kaufen Sie frischaussehende Sprossen mit elastischen Spitzen, die nicht verwelkt oder vergilbt aussehen. Sie können sich Kresse und ihre Keimlinge auf einfache Weise auch selbst züchten und bei Bedarf verwenden (siehe Seite 143 ff.).

Löwenzahnblätter. Sie halten vielleicht den Löwenzahn, der sich auf Ihrem Rasen ausbreitet, für ein Unkraut. Bestenfalls betrachten Sie die hellgelben Blüten als ein hübsches Gewächs, das Kinder zu reizenden Blumenkränzchen und Krönchen flechten, und, wenn sie verblüht sind, als Pusteblumen zerblasen, um einen Wunsch in die Welt hinauszutragen. Aber diese leicht zu pflückenden Pflanzen stellen eine wertvolle Ergänzung beim Saftkuren dar.

Die grünen Blätter und die Wurzeln eignen sich hervorragend zum Entsaften. Ich presse sie wegen ihrer grünen Farbe und Bitterkeit immer zusammen mit anderem Gemüse aus, normalerweise mit ein oder zwei süßen Karotten. Im Verlauf des Sommers nimmt der bittere Geschmack sogar noch zu. Wenn Sie nicht davon begeistert sind, Ihren Rasen zu zerpflükken, kaufen Sie Löwenzahnblätter auf dem Markt oder im Kräuterladen.

Da die Blätter im Frühjahr am mildesten schmecken, schätzt man ihren Saft allgemein als Frühlingstonikum, das den Organismus zu reinigen und das Blut und die Knochen zu kräftigen vermag. Eine erhöhte Zufuhr in dieser Jahreszeit ist angebracht, weil die meisten von uns körperlich aktiver werden, sobald die Tage wärmer werden. Löwenzahnblätter enthalten fast ebensoviel Eisen wie Spinat und viermal so viel Provitamin A wie Kopfsalat. Sie stellen eine gute Quelle für Natrium, Kalium und Calcium wie auch für Vitamin C dar. Am wichtigsten aber ist ihr überragender Gehalt an organischem Magnesium.

In einem Artikel in der Ausgabe vom Mai 1990 von ›Runner's World‹, einem Magazin, das sich besonders der Fitneß und dem Laufsport widmet, heißt es, daß ein Magnesiummangel die natürliche Widerstandskraft und körperliche Ausdauer bis um 30% mindert. Wer unter uns seit vielen Jahren eine nährstoffreiche und ausgewogene vegetarische Ernährungsweise studiert und befolgt, weiß, daß dies zutrifft. Magnesium erhöht die Basizität des Blutes und fördert gleichzeitig die Festigkeit der Knochen und die allgemeine Gesundheit. Es ist wesentlich für widerstandsfähige Zähne und hilft, Zahnverfall und Paradentose zu verhüten.

Einkauf und Lagerung: Kaufen Sie frisch aussehende Blätter auf dem Markt oder einem Kräuterstand. Löwenzahnblätter erhalten Sie manchmal problemlos in Naturkostläden im Spätfrühling und Frühsommer. Waschen Sie sie gut ab (siehe auch Seite 32 f.), bewahren Sie sie, wenn sie wieder völlig trocken sind, in großen Plastikbeuteln auf und verwenden Sie sie innerhalb von wenigen Tagen.

Paprika. Der mildschmeckende Paprika kann grün, rot, gelb oder fast schwarz gefärbt sein. Ursprünglich heimisch in Süd- und Mittelamerika, brachten ihn die Spanier zusammen mit zwei weiteren Vertretern aus der Familie der Nachtschattengewächse – den Tomaten und Kartoffeln – nach Europa, wo sein leicht scharfer und doch süßlicher Geschmack ihn bald zu einem beliebten Bestandteil der mittelmeerländischen Küche werden ließ. Die gängigsten Paprikasorten sind grün und problemlos das ganze Jahr über im Supermarkt käuflich. Rote Paprika sind eigentlich grüne Paprika, die allerdings am Strauch ausreifen konnten – Paprika reifen nicht nach, wenn sie einmal gepflückt sind – und sie schmecken deutlich süßer als grüne Paprika. Die gelben und fast schwarzen Paprikas sind besondere Sorten mit süßem Geschmack.

Alle Paprika sind ausgezeichnete Quellen für Betacarotinoide und Vitamin C. Rote Paprika enthalten mehr Vitamin C als die unausgereifteren grünen Paprika. Paprika beinhalten auch eine beträchtliche Menge an Silicium und sind daher sehr gut für die Haut, Haare und Nägel; darüber hinaus sind sie angeraten, um Schwellungen bei Sehnenscheidenentzündungen abklingen zu lassen. Lesen Sie im Abschnitt über Gurken weitere Informationen über die verblüffenden Eigenschaften dieses Mineralstoffes.

Paprika bringen einen ganz besonderen und vorherrschenden Geschmack in den Saft; aus diesem Grund empfehle ich Ihnen, nur ein Viertel einer Paprikafrucht mittlerer Größe zum Entsaften mit anderen Gemüsen, wie Karotten (Seite 78) oder Grüngemüse (Seite 97, 103) zu verwenden. Paprika ist ein ausgezeichneter Geschmacksverstärker, und da er einen grünen Saft ergibt, muß dieser mit anderen Säften gemischt werden.

Einkauf und Lagerung: Kaufen Sie feste Paprika mit glatter Oberfläche. Wenn sie zu sehr glänzen, sind sie wahrscheinlich mit Wachs behandelt und sollten nicht gekauft werden. Paprika aus kontrolliert-biologischem Anbau weisen vielleicht nicht die vollkommene glockenartige Form auf, sind aber dem herkömmlichen Anbau vorzuziehen. Bewahren Sie Paprika im Kühlschrank auf.

Petersilie. Wenn Sie Petersilie für nichts weiter als eine unsinnige Verzierung neben einem Omelett oder einer Hühnchenbrust halten, haben Sie sich sehr getäuscht. Ich behaupte, essen Sie die Petersilie und lassen Sie das Omelett und Hühnchen an die Küche zurückgehen.

Dieses grünblättrige Gemüse (manche zählen es zu den Kräutern) ist eines der nahrhaftesten Lebensmittel auf der Welt. Schon die alten Griechen und Römer priesen seine Eigenschaften in der rituellen und medizinischen Anwendung: Die Griechen flochten Kränze aus Petersilie, um die Gewinner athletischer Wettkämpfe damit zu krönen; die Römer wandten sie zur oberflächlichen Wundbehandlung an. In der heutigen Zeit empfehle ich, eine Packung aus fein gehackter Petersilie um Eiterbeulen oder Zysten herumzuwickeln, um die Giftstoffe herauszuziehen und die Wunde zu reinigen.

Der hohe Gehalt an Chlorophyll in Petersiliensaft trägt viel

Sauerstoff in den Blutstrom ein und reinigt damit sowohl Blut wie Nieren, Leber und Harnwege zugleich. Das lindert Verdauungsbeschwerden und regt gleichzeitig die Tätigkeit der Verdauungsenzyme an. Zudem fördert er die Peristaltik. Petersilie ist eine ausgezeichnete Quelle für Provitamin A (Betacarotin), und aus diesem Grund ist sie gut für die Sehkraft, das Kapillarsystem, die Nebennieren und die Schilddrüse. Sie ist auch reich an Kalium, Schwefel, Calcium und Magnesium.

Petersiliensaft ist ein grüner Saft und sollte nie pur oder in Mengen von mehr als 30 bis 50 ml getrunken werden. Eine meiner Lieblingsmischungen besteht aus Karotten, Apfel und Petersilie (Seite 95).

Einkauf und Lagerung: Petersilie ist das ganze Jahr über in Gemüsegeschäften und Supermärkten leicht erhältlich. Sowohl die glatte wie gekräuselte Petersilie weisen die gleichen ernährungsphysiologischen Eigenschaften auf. Vergewissern Sie sich beim Einkauf, daß sie dunkelgrün gefärbt und nicht vergilbt oder verwelkt ist. Bewahren Sie die gewaschene und wieder völlig trockene Petersilie in Plastiktüten im Kühlschrank auf. Petersilie können Sie leicht in einem Gartenbeet oder Blumenkasten aufziehen, und auf diese Weise frische, unbelastete Ware über viele Monate hinweg ernten.

Radieschen. Wer den Biß in ein scharfes Radieschen schätzt, für den ist es keine Überraschung, daß Radieschensaft ein scharfes Aroma aufweist und nur dann getrunken werden sollte, wenn er mit anderen Gemüsensäften vermischt ist. Ich verlasse mich dabei gewöhnlich auf meine alten Begleiter, nämlich Apfel- und Karottensaft.

Ein kleines Quäntchen Radieschensaft, vermischt mit einem trinkbareren Saft, belebt und kräftigt die Schleimhäute, reinigt die Nebenhöhlen und lindert Halsschmerzen. Obwohl sie zu über 95% aus Wasser bestehen, enthalten Radieschen eine beträchtliche Menge an Natrium, Kalium, Magnesium und etwas Vitamin C.

Einkauf und Lagerung: Die meisten Radieschen sind kleine rote, spitz zulaufende Kugeln. Es gibt allerdings auch länglich-weiße, ähnlich schmeckende Steckrüben, die wie weiße Karotten aussehen. Beide haben in etwa das gleiche Aroma; sie sollten beim Kauf fest und knackig sein. Bestehendes Blattgrün weist auf Frische hin, schneiden Sie es aber so schnell wie möglich ab, da es Nährstoffe aus der Wurzel abzieht. Die gereinigten und abgetrockneten Radieschen sollen möglichst frisch verwendet werden.

Rosenkohl. Diese winzigen Köpfe mit eng gefalteten Blättern sind die Aristokraten aus der Familie der Kohlgewächse. Aber ungeachtet des eleganten Äußeren: Rosenkohl wird oft eher verpönt als eines der nährstoffreichsten Lebensmittel geschätzt, die Sie essen können.

Rosenkohl gehört ebenfalls zur Familie der Kreuzblütler und ist in seiner Nährstoffzusammensetzung ähnlich wie Broccoli (siehe den Abschnitt über Broccoli). Er enthält einen beträchtlichen Anteil an Vitamin C und Calcium, Schwefel und Kalium. Der Gehalt an Provitamin A liegt etwas niedriger als bei Broccoli, aber der Eiweißgehalt ist höher.

Die Saftmischung von Rosenkohl und grünen Bohnen ist hervorragend. Dieser Saft kann sich sehr vorteilhaft für Diabetiker und Hypoglykämiker auswirken. Ich sage damit nicht, daß Sie als Diabetiker oder Hypoglykämiker den Ratschlag Ihres Hausarztes oder Ihre Therapieanweisung mißachten sollten. Aber ich schlage Ihnen den Versuch vor, den Rosenkohl-Grüne-Bohnen-Saft in Absprache mit Ihrem Hausarzt in Ihren Diätplan mit einzubeziehen. Bei beiden handelt es sich um grüne Säfte, und sie müssen daher mit anderen Gemüsesäften zur Erhöhung der Verträglichkeit vermischt werden. Ich mische sie mit Karotten und Äpfeln, manchmal füge ich auch ein wenig Petersilie und Kopfsalat bei (Seite 99).

Einkauf und Lagerung: Kaufen Sie frischen Rosenkohl, vorzugsweise im Spätherbst zur eigentlichen Erntezeit. Die Blätter sollten dunkelgrün, nicht welk, verblaßt oder vergilbt sein. Rosenkohl sollte nicht stark riechen. Manchmal ist es möglich, daß Sie Rosenkohl kaufen können, der noch mit den Strünken verbunden ist; das zeigt, daß es sich um frische Ware handelt. Bewahren Sie Rosenkohl in Plastiktüten im Kühlschrank auf. Waschen Sie ihn erst kurz vor dem Auspressen.

Rote Bete. Es ist kein Zufall, daß die blutrot gefärbte Bete gut für das Blut ist. Rohköstler und Kräuterkundige wissen seit eh und je, daß die Farbe oder Form einer Frucht oder eines Gemüses häufig auf die gesundheitlichen Eigenschaften hinweisen. Rote Bete enthalten Eisen, Calcium, Schwefel und Kalium. Sie sind auch eine Quelle für Betacarotinoide und Vitamin C. Ihre reiche Ausstattung an Mineralstoffen sorgt unmittelbar für eine funktionstüchtige Leber und Gallenblase, die Bildung von Blutkörperchen und Zellen, und sie fördert die Tätigkeit der Lymphdrüsen. Rote Bete sind vor allem reich an Carotinoiden, die bestimmte Arten von Krebs verhüten helfen. Sie enthalten darüber hinaus Mangan, das zusammen mit Eisen die Funktion der Leber und der roten Blutkörperchen belebt. Dieses lebenswichtige Mineral fördert auch die allgemeinen Gehirnvorgänge, die Fortpflanzungsmechanismen, den Knochenbau und den normalen Zuckerstoffwechsel.

Rote-Bete-Saft hat eine starke Wirkung. Trinken Sie ihn daher nie allein für sich. Vermengen Sie ihn immer mit einem milderen Saft von Äpfeln (Seite 96), Karotten (Seite 80, 83) oder Gurke (Seite 80). Der Saft einer halben roten Bete insgesamt sollte mit dem Saft von vier Äpfeln vermischt werden. Reiner Rote-Bete-Saft – von der Knolle oder dem Blattgrün – kann vorübergehend Ihre Stimmbänder lähmen, allergische Hautreaktionen hervorrufen, Ihren Herzschlag beschleunigen und abwechselnd Kälteschauer und Fieber hervorrufen.

Einkauf und Lagerung: Achten Sie auf glatte und feste Knollen. Die weichen oder verschrumpelten Beten können hölzern und zäh schmecken. Ich versuche kleinere Knollen zu kaufen, die meist jung und zart sind. Bewahren Sie sie im Kühlschrank oder einem kühlen Raum oder im Keller auf.

Sellerie. Von diesem allgemein bekannten Gemüse können Sie nicht nur die Knollen verwenden, auch die grünen Strünke eignen sich ausgezeichnet, da sie voller lebensspendender Nährstoffe sind. Selleriesaft ist der beste Saft für jeden, der intensiv Sport treibt, weil er eine reiche Quelle organischen Natriums darstellt. Der menschliche Körper, der zu ungefähr 70% aus Wasser besteht, benötigt etwa zwei Liter Wasser täglich, die er leicht aus den Säften als Teil der Ernährung bezieht. Beim Schwitzen verlieren wir eine Menge wertvoller Körperflüssigkeit. Wie können wir diese innerhalb weniger Minuten ersetzen? Trinken Sie Selleriesaft – aus den Knollen wie den Strünken!

Ich rate Ihnen sowieso, den Salzstreuer in den Abfall zu werfen. Sie benötigen ihn nicht, wenn Sie Saftkuren. Durch eine ausgewogene Ernährung mit frisch ausgepreßten Säften, Gemüsen, Früchten, Getreide und Hülsenfrüchten findet der Körper zu einem ausgeglichenen Zusammenspiel von Natrium und Kalium im Verhältnis von 1:1,5. Dieses Verhältnis findet sich auch in einem der bekömmlichsten Säfte wieder, ausgepreßt aus einem Strunk und/oder einer Scheibe Sellerie und zwei Äpfeln (Seite 104).

Das Natrium-Kalium-Gleichgewicht ist zur Vermeidung von Muskelkrämpfen und Erschöpfung nach sportlicher Betätigung oder langer Arbeit wichtig. Gleichzeitig mindert Sellerie-Apfel-Saft Anfälligkeit für Furcht und Streß und kann besonders bei Schlaflosigkeit beruhigend wirken. Auch leistet er vorzügliche Dienste bei Kopfschmerzen. Vergessen Sie Aspirin und trinken statt dessen ein Glas Sellerie-Apfel-Saft. Auch die Geschichte lehrt uns, daß die alten Griechen Sellerie zur Behandlung von Kopfschmerzen heranzogen. Wenn die Kopfschmerzen jedoch fortdauern, fragen Sie Ihren Hausarzt um

Rat. Sellerie-Apfel-Saft reinigt auch den Körper von überschüssigem Kohlendioxid, was besonders wichtig ist, wenn Sie in einer umweltverschmutzten Gegend wohnen.

Selleriesaft wirkt kühlend und ist daher ein ausgezeichnetes Getränk bei heißem Wetter – Sie benötigen keine oder keine starke Klimaanlage mehr. Wenn Sie auf Diät leben, zügelt Selleriesaft das Verlangen nach Süßem. Aus all diesen Gründen zähle ich Selleriesaft zu den bemerkenswertesten Getränken, die jung halten. Wenn Sie ihn regelmäßig trinken, können Sie höchstwahrscheinlich bis in das sogenannte hohe Alter ein physisch aktives Leben führen.

Einkauf und Lagerung: Wählen Sie feste, knackige Selleriestrünke mit gesund aussehenden Blättern aus. Eine weiche, nachgiebige und glänzende Oberfläche weist darauf hin, daß die Strünke oder Knollen vor zu vielen Wochen geerntet wurden. Bewahren Sie Sellerie im Kühlschrank auf.

Spargel. Die Spargelsaison beginnt im Frühling, und der Spargel verfügt, wenn er frisch ist, über die meisten Vorzüge. Spargel ist etwas teuer, weil der Anbau sehr arbeitsintensiv ist. Wenn Sie jemals versucht haben, ihn selbst in Ihrem Garten anzubauen, wissen Sie, daß Sie das Beet mindestens drei Jahre lang bestellen müssen, bevor Sie ernten können, und Sie müssen immer ein wachsames Auge auf die Sprößlinge werfen. Dennoch gibt es auch wilden Spargel in bestimmten Gegenden, der als besondere Delikatesse gilt.

Der wertvollste Nährstoff im Spargel ist das Alkaloid Asparigin, das seine Eigenschaften beim Kochvorgang weitestgehend verliert. Asparigin wirkt anregend auf die Nieren, ist ein starkes Diuretikum und blutreinigendes Mittel und unterstützt die Verdauung. Es wirkt auch beruhigend auf das Nervensystem. Außerdem färbt es bei hohem Spargelverzehr den Urin dunkel, verbunden mit intensiver Geruchsentwicklung. Diese Symptome sind harmlos und vergehen innerhalb weniger Stunden. Spargel ist auch eine wertvolle Quelle für Betacarotinoide, Vitamin B_1 und C, Bioflavonoide und Kalium. Bioflavonoide stärken gemeinsam mit Vitamin C die Kapillaren und verhindern das Auftreten von Zahnfleischbluten und ähnlichen Beschwerden.

Einkauf und Lagerung: Sowohl dickere wie dünne Spargelstangen sind gut für die Gesundheit. Sie sollten sich etwas spröde anfassen und ein helles Grün mit festen, straffen Spitzen aufweisen. Spargel hält sich nur wenige Tage im Kühlschrank. Weil er einen grünen Saft ergibt, mischen Sie diesen mit Karotten und Sellerie (Seite 93).

Spinat. Die bekannte Komikfigur des Matrosen ›Popeye‹ hat zwar viel zur Beliebtheit von Spinat beigetragen, genauso aber auch der Wohlgeschmack dieses eisenreichen, dunkelgrünen Blattgemüses selbst. Immer häufiger findet sich auf den Speisekarten des Restaurants auch Spinatsalat, den ich oft bestelle, wenn ich auswärts esse. Als Dressing bevorzuge ich Zitronensaft oder Apfelessig.

Spinat-Rohkost enthält viel Faserstoffe, den vollen Nutzen aus seinem Nährwert ziehen Sie aber, wenn Sie ihn entsaften. Spinat ist eine reiche Quelle für Provitamin A und Vitamin C und natürlich für Eisen.

Spinat enthält mehr Eiweiß als andere Blattgemüse. Roher Spinat ist für die Reinigung und Regeneration des Darmtraktes unentbehrlich. Er fördert die Peristaltik und regelmäßigen Stuhlgang – besonders wenn Sie ihn mit Karottensaft kombinieren. Er regt auch die Tätigkeit der Leber und der Lymphdrüsen an, wie auch den Blutkreislauf. Spinat ergibt einen grünen Saft und sollte daher immer mit anderen Gemüsesäften vermischt werden.

Einkauf und Lagerung: Achten Sie auf knackige, grüne Blätter mit kurzen Stielen. Waschen Sie den Spinat in kaltem Wasser (gegebenenfalls bioabbaubares Spülmittel zusetzen) gut ab, um Sand und Schmutz zu entfernen. Schleudern Sie ihn aus, und bewahren Sie ihn, sobald er völlig trocken ist, in großen Plastiktüten für einige Tage auf. Spinat verdirbt schneller als Kohl.

Spitzkohl. Die winterfesten, gekräuselten Blätter des Spitzkohls oder Kopfkohls weisen ihn als Mitglied der Senfgewächse aus, zusammen mit Kohl, Rosenkohl, Blumenkohl und Zwiebeln. Ich bezeichne ihn als kopflosen Kohl, der allerdings viele der gleichen aufbauenden Eigenschaften von Kohl und seinen Verwandten aufweist. (Lesen Sie den Abschnitt über Kohl, um die hohen Vorteile von Spitzkohl zu verstehen.) Wie der Saft von Blattgrün und Kohl, muß auch der grüne Saft von Spitzkohl mit anderen Gemüsesäften wie von Karotten und Gurken (siehe die Seiten 90 und 103) kombiniert werden.

Der vitamin- und mineralstoffreiche Spitzkohl vermag bei manchen Formen von Krebs verhütend zu wirken. Er ist auch bei der Behandlung von Verstopfung, arthritischen Schmerzen und Blasenproblemen hilfreich. Zudem ist Spitzkohl eine ausgezeichnete Quelle für Calcium.

Einkauf und Lagerung: Bevorzugen Sie knackigen, dunkelgrünen Spitzkohl ohne dicke, grobgeaderte Blätter. Waschen Sie die Blätter wie in Kapitel 3 (Seite 32 f.) beschrieben. Nach dem Ausschleudern der Blätter bewahren Sie diese in Plastiktüten im Kühlschrank auf.

Süßkartoffeln. Süßkartoffeln sind kartoffelähnliche Gemüse mit dunkelorangem, feuchtigkeitshaltigem Fruchtfleisch, die manchmal auch Yams genannt werden, oder trockenere Knollen mit hellerem Fruchtfleisch. Die dunklere Farbe weist auf höheren Vitamingehalt hin, was ich bevorzuge.

Süßkartoffeln zählen zu den besten Quellen für Betacarotinoide in der Welt der Gemüse, neben Broccoli und Karotten. Sie sind auch reich an Vitamin C, Calcium, Kalium, Kohlenhydraten und Faserstoffen. Tatsächlich kommen Süßkartoffeln einem vollkommenen Lebensmittel sehr nahe. Es gibt Menschen, die sich fast ausschließlich von Süßkartoffeln ernähren, ohne unter Vitamin- und Mineralstoffmängeln zu leiden. (Zum Wert von Betacarotinoiden und anderen Nährstoffen siehe die Abschnitte über Broccoli und Karotten in diesem Kapitel.) Eine Mischung aus Karotten- und Süßkartoffel-Saft fördert zudem ein gutes Aussehen.

Einkauf und Lagerung: Kaufen Sie wohlgeformte, feste Süßkartoffeln mittlerer Größe, die an den Enden spitz zulaufen. Die glatte Schale sollte eine gute Farbe und keine Einschnitte oder Druckstellen aufweisen. Bewahren Sie Süßkartoffeln an einem kühlen Ort für etwa eine Woche auf.

Tomaten. Aus botanischer Sicht sind Tomaten eine Frucht, weil die meisten sie aber für ein Gemüse halten, führe ich sie hier auf. Betrachten Sie eine Tomate jedoch wie eine Wassermelone und mischen Sie ihren Saft nicht mit anderen. Folgen Sie meiner Regel für Melonen: »Essen Sie Melonen für sich oder gar nicht.« Natürlich gibt es zu jeder Regel eine Ausnahme, und die Ausnahme hier bezieht sich auf Sellerie- und Gurkensaft. Ein Zusatz kleiner Mengen, einzeln oder zusammen, ergibt eine feine Mischung mit Tomatensaft (Seite 94).

Wenn Sie frische, reife, saftige Tomaten auspressen, erwarten Sie nicht die sirupartige, salzige Flüssigkeit aus Dosen. Frischer Tomatensaft ist dickflüssig und trüb, er schmeckt mehr nach Tomaten, als dies bei eingemachtem Saft der Fall ist. Tomatensaft aus der Konserve ist erhitzt, gefiltert und oft übersalzen.

Als Rohkost und vorzugweise frisch gepflückt, versorgen Tomaten den Körper mit Schwefel, Phospor und organischem Natrium. Der Vitamin-C-Gehalt einer Tomate übertrifft den täglichen Mindestbedarf um 50%.

Einkauf und Lagerung: Die besten Tomaten sind wohlgerundet und riechen arttypisch, sind dunkelrot, gelegentlich am Stielende auch gelblich gefärbt. Sie fühlen sich schwer an und geben auf Druck leicht nach. Wann immer möglich, kaufen Sie heimische, ausgereifte Tomaten. Wenn sie aus kontrolliert-biologischem Anbau stammen, um so besser, denn diese schmecken am besten. Kaum jemand wird bestreiten, daß frisch gepflückte Tomaten eine der köstlichsten Gaben aus dem eigenen Garten darstellen. Grüne Tomaten sollten allerdings vermieden werden, da sie schädlich für die Nieren sein können. Tomaten im Supermarkt können zwar rot aussehen, wurden aber wahrscheinlich grün geerntet und begast, damit sie rötlich nachreifen. Das bedeutet dann nicht, daß sie reif sind – und nur selten heißt das, daß sie gut schmecken. Lassen Sie feste Tomaten bei Raumtemperatur vier bis fünf Tage liegen, während dessen sie nachreifen und weich werden. Ansonsten bewahren Sie Tomaten für einige Tage im Kühlschrank oder an einem kühlen Ort auf. Wenn sie einmal reif sind, halten sie sich nicht mehr lang.

Weizengras. Weizengras ist eine hervorragende Quelle für Chlorophyll und weist die meisten Vitamine und Mineralstoffe von allen in diesem Kapitel erwähnten Gemüsen auf. Einschränkend muß leider gesagt werden, daß Weizengras nicht so einfach für den durchschnittlichen Verbraucher verfügbar ist.

Ich schreibe Dr. Ann Wigmore vom Hippokrates Gesundheitsinstitut und ihrer langjährigen Erfahrung mit Rohkosternährung den Verdienst zu, durch ihre Forschungsarbeiten den Wert von Weizengras belegt zu haben. Sie stellte fest, daß Weizengrassaft die Molekularstruktur von Hämoglobin, einem wichtigen Bestandteil des Blutes, dupliziert. Weil Weizengrassaft darüber hinaus aufgrund seines Gehaltes an Provitamin A so reich an Freien-Radikal-Fängern ist, vermag er wachstumshemmend auf maligne Tumoren zu wirken. Der Chlorophyllanteil wirkt zudem stimulierend und verjüngend für die Zellen und wachstumsfördernd für die roten Blutkörperchen. Er reinigt das Blut und unterstützt damit die Tätigkeit der Nieren, der Leber und der Harnwege. Außerdem fördert er regelmäßigen Stuhlgang und eine gesunde Darmflora.

Wahrscheinlich haben Sie noch nie daran gedacht, Weizengras zu sich zu nehmen. Um ehrlich zu sein: ich auch nicht! Bis ich einen Mann namens LeClaire in St. Petersburg, Florida, traf. Das geschah bereits in den 50er Jahren, als Herr LeClaire zu einer Vorführung meines Entsafters kam und aufgrund seiner Parkinsonschen Erkrankung so sehr zitterte, daß er keine Tasse, geschweige denn ein Saftglas halten konnte. Nichtsdestoweniger erwarb er sich einen Entsafter. Als ich im nächsten Jahr wieder nach Florida kam, begrüßte mich Herr LeClaire beim Betreten des Vortragsraumes und schüttelte mir ohne jedes Zittern die Hände. Ich war erstaunt. Er klärte mich darüber auf, daß er sich auf eine strenge Saftkur aus Karotten, Weizengras und Blattgrün gesetzt hatte. Weizengrassaft stand im Mittelpunkt seiner Diät, und er trank jeden Tag 150 ml davon. Fasziniert nahm ich seine Einladung in sein Haus an und besichtigte die Tröge, in denen er Weizengras aufzog, wobei er die Preßrückstände von Karotten und Blattgrün als Kompost verwandte und zusätzlich zur Durchlüftung der Erde für die Sprossen Würmer in großen Kannen züchtete. Seit jener Zeit baute ich auf die Kraft von Weizengras wie viele andere auch. Linda und ich ziehen es in großen Blumenkästen auf und achten darauf, daß wir Weizengrassaft regelmäßig vermischt mit Karotten- und/oder Apfelsaft (Seite 77) trinken. Pur schmeckt er sehr süß, kann aber Übelkeit hervorrufen. Trinken Sie daher nie mehr als 50 ml auf einmal.

Einkauf und Lagerung: Wenn Sie auf Lebensmittelmärkten und Gemüseständen kein Weizengras finden können, züchten Sie sich Ihr eigenes. Alles, was Sie dazu benötigen, ist ein geeigneter Raum und die Absicht, etwas wirklich Gesundes für sich selbst und die eigene Familie zu unternehmen. Keimfähigen Winterweizen können Sie in Naturkostläden und Reformhäusern kaufen.

Aufzucht von Weizengras

Ausrüstung. 2 40×50 cm große Bleche oder ähnlich große Kästen oder Tröge, die Sie in Blumengeschäften oder Fachgeschäften für den Restaurantbedarf kaufen können.

50:50 Mischung von Blumenerde und Torf (beides in Blumengeschäften oder Gartencentern erhältlich).

2 große Mülleimer aus Plastik mit dicht schließenden Deckeln zur ausschließlichen Verwendung für dieses Vorhaben.

Methode. Bohren Sie 10 cm große Löcher rings um einen der Abfalleimer zur Durchlüftung hinein. Diesen verwenden Sie für den Kompost aus Weizengras. Bewahren Sie die Mischung aus Blumenerde und Torf im anderen Behälter auf.

Weichen Sie eine Tasse Winterweizen 12 Stunden lang in Wasser ein, gießen das Wasser ab und befeuchten die Samen in den nächsten 12 Stunden zwei- bis dreimal, damit sie nicht austrocknen.

Füllen Sie in einen der Kästen oder Tröge die Mischung aus Blumenerde und Torf gleichmäßig etwa 3 cm hoch ein. Befeuchten Sie die Erde mit Wasser, durchnässen Sie sie aber nicht.

Breiten Sie die angefeuchteten Weizenkörner gleichmäßig über der Erde aus. Legen Sie einen anderen Kasten oder Trog umgekehrt darüber und lassen Sie alles drei Tage lang so stehen.

Heben Sie am vierten Tag die Abdeckung hoch und wässern Sie das aufkeimende Weizengras. Setzen Sie die Keimlinge nun unabgedeckt falls möglich dem Sonnenlicht aus und gießen Sie weitere drei Tage einmal täglich.

Am siebten Tag haben die Sprossen eine Höhe von 8 bis 10 cm erreicht und können abgeerntet werden.

Schneiden Sie das Weizengras mit einer Schere oder einem scharfen Messer so dicht an den Wurzeln wie möglich ab. Die Keimlinge reichen für einige Tage, wenn Sie täglich 50 bis 75 ml Saft trinken. Vergessen Sie nicht, die Keimlinge zu gießen.

Nach der Ernte brechen Sie den mattenartig verflochtenen Keimboden in Stücke und geben ihn in den Kompostbehälter. Fügen Sie ständig Erdstücke und Preßrückstände aus dem Entsafter hinzu. Nach etwa drei Monaten sind sie als Keimerde wiederverwertbar. Wenden Sie dem Kompost von Zeit zu Zeit. Mischen Sie die neue Erde mit Torf, diesmal allerdings in einem Verhältnis von 75% Erde und 25% Torf. Verwenden Sie diese Erde als Keimboden für neues Weizengras oder in Ihrem Garten wie jeden anderen Kompost auch.

Anmerkung: Um auf jeden Fall immer frisches Weizengras zum Entsaften zur Verfügung zu haben, kaufen Sie am besten drei Behälter; den ersten verwenden sie zum Ankeimen der Körner, den zweiten zum Auswachsen der Körner und den dritten als Abdeckung für jeweils drei Tage pro Zyklus.

Der Kompostbehälter sollte hauptsächlich Weizengrasmatten enthalten, wenn er zur Wiederverwendung als Keimboden verwendet werden soll. Auf diese Weise stellen Sie sicher, daß er nährstoffreich ist. Sie können sich auch dazu entschließen, in den ersten Monaten mit zwei Kompostbehältern zu arbeiten, damit sich der Inhalt des einen abbauen kann, während Sie den anderen auffüllen. Nach einer Weile wird Ihnen ein Kompostbehälter genügen. Stellen Sie den Kompostbehälter in oder vor Ihrer Garage auf.

Zucchini. Ich verwende Zucchini gerne im Sommer, wenn sie erntefrisch sind. Sie weisen einen ähnlichen Nährstoffgehalt wie Gurken auf, und ihr Saft wirkt auf natürliche Weise kühlend und als Durstlöscher.

Zucchini versorgen den Körper mit der notwendigen Flüssigkeit und unterstützen dabei die Reinigung der inneren Organe. Der Saft schmeckt angenehm mild und sollte mit Karotten oder Äpfeln vermischt werden.

Einkauf und Lagerung: Große Zucchini weisen eine rauhere Schale und trockeneres Fruchtfleisch auf. Kaufen Sie daher kleinere und zartere Stücke. Bewahren Sie Zucchini für einige Tage im Kühlschrank auf. Sie erhalten die meisten Nährstoffe, wenn Sie sie kurz nach dem Einkauf entsaften.

Zwiebeln. Zwiebeln schmecken sehr scharf, und ich empfehle Ihnen, sie nur in kleinsten Mengen zu entsaften, indem Sie nur wenige kleingeschnittene Stücke in den Entsafter geben und anderes Gemüse nachdrücken. Auf diese Weise bleibt kein Zwiebelgeruch im Gerät. Allerdings trägt bereits eine kleine Menge Zwiebel zu einem angenehm-scharfen Aroma in Gemüsesäften bei, so, wie sie auch Salate trefflich zu würzen vermag.

Zwiebeln sind mit Knoblauch verwandt und weisen viele der gleichen therapeutischen Eigenschaften auf.

Lesen Sie den Abschnitt über Knoblauch, um mehr darüber zu erfahren.

Die beißende Schärfe der Zwiebel rührt von den ätherischen Ölen her, die harmonisierend auf das Nervensystem des Sympathikus einwirken und das Wachstum nützlicher Bakterien fördern.

Zwiebelsaft unterstützt auch die Ausscheidung von Schleimen aus dem Körper.

Einkauf und Lagerung: Kaufen Sie spitz zulaufende Zwiebeln mit einer trockenen, raschelnden, papierneren Schale, die keine grünlichen Stellen von ›Sonnenbrand‹ aufweisen.

Bewahren Sie sie an einem kühlen, trockenen Ort auf, getrennt von Kartoffeln.

Zwiebeln und Kartoffeln reagieren miteinander: die Zwiebeln werden von der Feuchtigkeit, die die Kartoffeln abgeben, weich. Ungeschälte Zwiebeln sollten nicht im Kühlschrank aufbewahrt werden.

6

Vitamine, Mineralstoffe und die Bedeutung von Faserstoffen

Vitamine und Mineralstoffe sind unentbehrlich für das Leben. Der Stoffwechsel des Körpers funktioniert ohne diese Vitalstoffe nicht, Wachstumsstörungen treten auf und die Anfälligkeit für Krankheiten erhöht sich. Glücklicherweise sind genügend Vitamine und Mineralstoffe in Obst, Gemüse, Getreide und Hülsenfrüchten enthalten und verfügbar. Die Vitamine und Mineralstoffe aus entsaftetem Obst und Gemüse gehen schnell in das Blut über und gelangen ohne Umwege direkt zu den Zellen, die sie am meisten benötigen. Zu jeder Tageszeit nimmt unser Körper Vitamine und Mineralstoffe aus der Nahrung auf und verwertet sie, damit wir leistungsfähig und gesund bleiben. Wenn Sie aber Ihrem Körper die notwendigen Nährstoffe vorenthalten, muß ein Ausgleich dadurch geschaffen werden, daß sie aus weniger wichtigen Körperbereichen und Organen abgezogen werden. Diese Mangelerscheinungen führen schließlich zu Krankheit.

Wenn wir uns vollwertig ernähren, beginnt der Organismus richtig aktiv zu werden. Er wird selbst zu einer Art Entsafter, indem er die Nahrung zerkleinert und die nötigen Bestandteile aus dem Nahrungsbrei herauszieht. Die Saftkur versorgt den Körper nicht nur mit den notwendigen Vitaminen und

Mineralstoffen, sondern erlaubt das Überspringen einer Stufe im Verdauungsvorgang, weil die Nahrung bereits vor-verflüssigt ist. Daraus zieht der Körper unglaubliche ernährungsmäßige Vorteile. Wenn wir frischen Saft trinken, befindet sich unsere Nahrung bereits in einem flüssigen Zustand. Die Nährstoffe können daher schnell und nutzbringend aufgenommen werden.

Dabei handelt es sich um reine und natürliche Nährstoffe, die unmittelbar aus lebendiger Nahrung stammen, so, wie die Natur sie geschaffen hat. Kein Ernährungswissenschaftler, Biochemiker, Lebensmitteltechnologe oder Verpackungsingenieur hat sich eingemischt. Nur die Sonne, der Erdboden und der Regen haben dazu beigetragen, Ihnen lebensspendende Nährstoffe in der Form köstlicher Früchte und Gemüse zu spenden.

Um zu verstehen, wie wertvoll Obst und Gemüse für Ihre tägliche und lebenslange Gesundheit sind, hilft es, wenn Sie die naturgegebene Wirkungsweise der verschiedenen Vitamine und Mineralstoffe kennen. Sie finden im folgenden keine umfassende wissenschaftliche Abhandlung, sondern eine klare Übersicht über die mir bekannten Vorzüge von Vitaminen und Mineralstoffen.

Vitamine

Vitamine werden in zwei Kategorien eingeteilt: fettlösliche und wasserlösliche Vitamine. Die fettlöslichen Vitamine können im Körper gespeichert werden, bis sie benötigt werden, im Gegensatz zu den wasserlöslichen, die jeden Tag ergänzt werden müssen. Die Vitamine A, D, E und K sind fettlöslich; die Vitamine des B-Komplexes und Vitamin C sind wasserlöslich.

Fettlösliche Vitamine

Vitamin A. Wenn ich mich auf Vitamin A beziehe, verwende ich häufig die Bezeichnung ›Provitamin A‹, was gewissermaßen Vor-Vitamin bedeutet. Provitamin A ist der Bestandteil in Obst und Gemüse, der auch als Betacarotinoid bekannt ist. Betacarotinoide werden vom Körper in Vitamin A umgewandelt.

Kein Gemüse oder Obst auf der ganzen Welt enthält tatsächlich Vitamin A, aber viele enthalten Provitamin A oder Betacarotinoide. Verwirrend? Kümmern Sie sich nicht darum; seien Sie jedoch versichert, daß Sie durch das Entsaften genügend Betacarotinoide aufnehmen, wie beispielsweise, wenn Sie Karottensaft trinken.

Sie können Provitamin A aus Gemüse und Obst sicherlich nicht überdosieren. Ihr Körper könnte nur dann eine Überdosis von Vitamin A erhalten, wenn Sie erhebliche Mengen beispielsweise von Fischölkapseln zu sich nehmen, was sich ungünstig auswirken und Nebenwirkungen hervorrufen kann. Keinesfalls müssen Sie eine Überdosis von Vitamin A befürchten, wenn Sie Betacarotinoide in ihrer natürlichen Form aufnehmen: als frisches Obst und Gemüse.

Vitamin A stärkt das Immunsystem, unterstützt die Sehkraft und schützt vor Lungen-, Kehlkopf-, Speiseröhren- und Blasenkrebs. Es gibt Hinweise, daß es auch die Vermehrungsfähigkeit maligner Zellen hemmt. Es verhütet zudem viele Hauterkrankungen und beugt Abnutzungserscheinungen im Alter vor.

Ich trinke viele Säfte, vor allem aber Karottensaft, um Vitamin A aufzunehmen. Eine Mischung aus halb Karotten- und halb Apfelsaft ist eines der besten Getränke der Welt. Im Sommer entsafte ich besonders gerne erntefrische, köstliche Aprikosen und Kantalupen aufgrund des vorzüglichen Geschmacks und des hohen Gehaltes an Provitamin A. Andere Quellen sind Broccoli, Spinat, Kürbis, Süßkartoffeln, grüne

Bohnen, Pfirsiche, Tomaten, Wassermelonen, Spitzkohl, Grünkohl und Blumenkohl. Die Liste ist endlos!

Vitamin D. Dieses Vitamin bildet sich in der Haut unter Einwirkung von Sonnenlicht. Wenn Sie Säfte aus betacarotinoid-reichen Lebensmitteln (siehe Vitamin A) trinken, insbesondere Karottensaft, schützen Sie sich damit vor den Auswirkungen schädlicher Sonnenstrahlen (vernachlässigen Sie aber nicht die Anwendung von Sonnenschutzmitteln). Sie können also genügend Zeit im Freien verbringen, um Sport zu treiben, sich der Gartenpflege zu widmen, zu wandern usw., und gleichzeitig bildet sich Vitamin D.

Vitamin D fördert den Aufbau starker Knochen und Zähne, indem es den Einbau von Calcium unterstützt; dieser Vorgang setzt sich bis in das Alter fort und macht Vitamin D dadurch auch für ältere Menschen wertvoll.

Ein Mangel an Vitamin D kann durch Knochenabbau zu brüchigen Knochen und Rheumatismus bei älteren Menschen führen.

Vitamin-D-Mangel ist außerdem verantwortlich für Rachitis. Gehen Sie daher bitte spazieren oder sonnen Sie sich auf einer Parkbank!

Vitamin E. Als Antioxidans schützt Vitamin E vor cardiovaskulären und neurologischen Störungen. Bei Schnitt-, Fleisch- oder Brandwunden unterstützt es den Heilungsprozeß der Zellen und des Narbengewebes. Vitamin E fördert die Tätigkeit des Herzmuskels. Es erhöht zudem die Fruchtbarkeit und verhütet Sterilität bei Männern. Darüber hinaus schützt es den Körper vor bestimmten Auswirkungen der Luftverschmutzung.

Ich beziehe mein Vitamin E hauptsächlich aus Karottensaft, den ich liebend gerne jeden Tag trinke. Sie finden Vitamin E auch in Vollkorngetreide, roten Beten, Sellerie, Blattgrün und anderem Gemüse.

Vitamin K. Vitamin K kommt in vielen Nahrungsmitteln vor und ist für die Blutgerinnung und die Einlagerung von Mineralstoffen in die Knochen wesentlich. Nach einem Vorschlag des dänischen Biochemikers Henrik Dam sollte es Koagulierungs-Vitamin heißen, weil es die Blutkörperchen zur Koagulierung, Gerinnung, bringt. Aber diese Bezeichnung wurde auf Vitamin K verkürzt. Vitamin K unterstützt auch die Heilung von Knochenbrüchen und spielt eine Rolle bei der Verhütung von Osteoporose. Es gibt Hinweise, die zeigen, daß Vitamin K das Risiko für bestimmte Krebserkrankungen, wie Lungen-, Eierstock- und Brustkrebs, zu senken vermag.

Mangelerscheinungen an Vitamin K sind außerordentlich selten, aber wir müssen es zusammen mit den anderen Vitaminen unser Leben lang aufnehmen. Neugeborene weisen einen Mangel an Vitamin K auf und haben daher in den ersten Lebenstagen Schwierigkeiten mit der Blutgerinnung. Manchmal wird durch eine Therapie mit Antibiotika der Vitamin-K-Vorrat im Körper abgebaut. Essen und trinken Sie viel Blattgrün, um ausreichend mit Vitamin K versorgt zu sein.

Wasserlösliche Vitamine

Vitamin-B-Komplex. Der Vitamin-B-Komplex umfaßt B_1 (Thiamin), B_2 (Riboflavin), B_3 (Niacin), B_6 (Pyridoxin), B_{12} (Kobalamin) sowie Folsäure, Panthotensäure und Biotin. Auch die Vitalstoffe Cholin, Inosit, PABA (Paraaminobenzoesäure), Pangamsäure, Laetril und Orotsäure zählen dazu.

Der B-Komplex wirkt im Gesamtverbund, um den ganzen Körper zu nähren und zu heilen. Alle Bestandteile wirken synergistisch und stehen miteinander in engem Bezug. Der B-Komplex erfüllt viele Aufgaben, am wichtigsten ist vielleicht die Umwandlung von Kohlenhydraten, Fetten und Eiweiß. Damit ist er für unsere Energieversorgung verantwortlich, für sportliche Leistungsfähigkeit, gesunde Haut und giftfreie

Organe. Außerdem verzögert er den Haarausfall und das Ergrauen. Eine wichtige Quelle für den B-Komplex sind Blattgrün und Keimlinge, insbesondere Luzernesprossen und Weizengras.

Vitamin B_1 (Thiamin) ist wichtig für die Umwandlung von Blutzucker in Energie. Es spielt auch eine Schlüsselrolle für eine gesunde Herztätigkeit und für die Kontrolle von Diabetes. Die Forschung zeigt auch, daß es uns geistig wach und unsere Nerven stark hält. Es ist zudem bei der Behandlung von Anämie von Bedeutung.

Weil Alkohol Thiamin mehr als alles andere beeinträchtigt, ist ein Mangel an diesem Vitalstoff aus dem B-Komplex weit verbreitet. Ernsthafte Mangelerscheinungen sind als Beriberi-Krankheit bekannt. Beriberi ist durch geistige Verwirrung, Sehstörungen und schwankenden Gang gekennzeichnet. Im kritischen Stadium tritt Herzstillstand ein.

Vitamin B_1 kommt in allen pflanzlichen Nahrungsmitteln vor, am reichlichsten in Vollkorngetreide, Bohnen, Keimlingen und Gemüse.

Vitamin B_2 (Riboflavin) mobilisiert Energie und ist bei körperlichem Training von besonderem Nutzen, weil es die Leistungsfähigkeit erhöht. Es soll auch vor Anämie und bestimmten Formen von Krebs schützen. Ähnlich wie bei Thiamin, treten Mangelerscheinungen an Riboflavin vor allem bei Diabetikern und Menschen mit einseitiger Ernährung auf. B_2-Mangel erkennt man an rissigen Mundwinkeln und aufgesprungenen Lippen, an lichtempfindlichen Augen und Ekzemen. Riboflavin findet sich in Grüngemüse, Keimlingen und Getreide.

Vitamin B_3 (Niacin) senkt den Cholesterinspiegel und schützt vor cardiovaskulären Erkrankungen und Bluthochdruck. Es reinigt auch den Organismus von Giftstoffen aus der

Luft, von Tabak und Alkohol. Niacin spielt eine Rolle bei der Behandlung von Migräne und Arthritis. Es kommt in grünem Blattgemüse, Keimlingen und Getreide vor.

Vitamine B_6 und B_{12} (Pyridoxin und Cobalamin) gehören zum Vitamin-B-Komplex und tragen, jedes für sich, zur Stärkung des Immunsystems und Energetisierung bei. B_6 kommt in Vollkorngetreide vor, B_{12} ist jedoch schwieriger verfügbar. Viele Ernährungswissenschaftler geben als einzige Quelle tierische Erzeugnisse an, aber Sie können genügend B_{12} – und Sie benötigen nur winzigste Mengen – aus Bierhefe und fermentierten Nahrungsmitteln, wie Tempeh, einem traditionellen asiatischen Grundnahrungsmittel, beziehen.

Vitamin C (Ascorbinsäure) ist vielleicht das bekannteste Vitamin. Es wirkt antiseptisch, entzündungshemmend und stützend auf das Zellgewebe, die Gelenke und Bänder. Es schützt vor Zahnfleischerkrankungen und Zahnfleischbluten. Es wirkt gegen Erkältungen und Grippe. Neuere Studien belegen, daß Vitamin C Magen- und Speiseröhrenkrebs verhüten hilft.

Fast jeder weiß heutzutage, daß Vitamin C gut für den Körper ist, und dennoch leiden viele unter Mangelerscheinungen. Warum? Weil sie nicht genügend Blattgemüse und frisches Obst essen und vielleicht dem Irrglauben unterworfen sind, ein Glas Orangensaft aus rückverdünntem Konzentrat reiche aus.

Der Preßsaft von Blattgemüse und Zitrusfrüchten ist aber der beste Weg, um eine ausreichende Versorgung mit Vitamin C sicherzustellen. Das Entsaften liefert alle Begleitsubstanzen des Vitamins mit, einschließlich der Bioflavonoide aus der weißen Pulpe von Zitrusfrüchten sowie aus Paprikaschalen und grünem Blattgemüse.

Obwohl sie keine eigentliche Vitaminfunktion erfüllen, werden die Bioflavonoide manchmal Vitamin P genannt.

Albert Szent-Györgyi, dessen Entdeckung von Vitamin C eine der vielen Errungenschaften in seinem Leben war, mit der er den Nobelpreis in Medizin verdiente, identifizierte auch die Bioflavonoide und schlug vor, sie Vitamin P zu nennen. Im Verbund mit Vitamin C entwickeln die Bioflavonoide antivirale Eigenschaften, fördern gesunde Blutgefäße und verhüten krankhafte Beschwerden wie Zahnfleischbluten.

Einige der besten Quellen für Vitamin C sind Broccoli, Blumenkohl, Kartoffeln, Tomaten, Rosenkohl, Äpfel, Zitrusfrüchte, grüne und rote Paprika und Erdbeeren.

Mineralstoffe

Der Mensch kann Mineralstoffe nicht verwerten, außer über die Zwischenstufe von Pflanzen. Am meisten Mineralstoffe nehmen Sie also durch den Verzehr von viel Gemüse und Obst auf – oder besser noch durch das Entsaften von viel Gemüse und Obst.

Im weiteren folgt eine Aufzählung der wichtigsten Mineralstoffe und Spurenelemente, an denen es Ihrem Körper nie mangeln wird, wenn Sie sich mit Vollwertkost, frischem Obst und Gemüse sowie mit nährstoffreichen Säften ausgewogen ernähren.

Calcium. Calcium ist als einer der wichtigsten Mineralstoffe ausschlaggebend für das Wachstum, insbesondere bei Kindern. Manche Frauen in den Wechseljahren sind gefährdet für eine verunstaltende Krankheit mit dem Namen Osteoporose, die sich in einer Störung der Knochenstruktur und gekrümmter Körperhaltung offenbart und mit einem Mangel an Calcium in Verbindung gebracht wird. Die Milchindustrie wirbt mit der Aufnahme von Calcium für einen höheren Käse- und Milchverbrauch. Ich dagegen meine: entsaften Sie Ihr Gemüse.

Pflanzliche Nahrungsmittel haben seit Hunderten von Jahren viele milchfreie Kulturen ausreichend mit Calcium versorgt. Calciumreiche Gemüse sind u. a. Spitzkohl, Petersilie und Broccoli. (Denken Sie daran, grüne Säfte, wie Broccoli- und Spitzkohlsaft, mit anderen Säften, beispielsweise Apfel- oder Karottensaft im Verhältnis 1:4 zu mischen.) Andere calciumreiche Nahrungsmittel sind Sesam und Sonnenblumenkerne, eßbare Meeresalgen, Mandeln, Molasse und Bierhefe.

Ein Großteil des Calciums in unserem Körper wird ständig zwischen den Knochen und dem Blutkreislauf ausgetauscht und mehrfach verwendet. Daher ist es notwendig, daß wir Calciummängel immer ausgleichen.

Abgesehen von dem Aufbau starker Knochen, ist Calcium für den Herzrhythmus und die Blutgerinnung verantwortlich. Darüber hinaus stimuliert es die Enzymaktivität zur Verdauung von Fett und Eiweiß.

Ich kann die Bedeutung von Calcium nicht eindringlich genug betonen. Trinken sie regelmäßig calciumreiche Säfte. Würden Sie die gleiche Menge, die Sie zum Entsaften verwendet haben, essen, könnten Sie sich dennoch nicht annähernd im gleichen Ausmaß mit diesem Mineralstoff versorgen. Neben dem bereits erwähnten grünen Blattgemüse sollten Sie einmal den Preßsaft von Keimlingen, Kresse, Minzeblättern (ich liebe geradezu Minze-Apfel-Saft), Weizengras und Hafersprossen versuchen.

Eisen. Als Bestandteil des Hämoglobins, das alle Körperzellen mit Sauerstoff beliefert, ist Eisen für die roten Blutkörperchen unentbehrlich; die Versorgung mit Sauerstoff ist insbesondere für die Gehirnzellen lebensnotwendig, um geistig rege zu bleiben. Eisen sorgt auch für das Ausmaß an Energie, die wir zur Verfügung haben, und stimuliert das Immunsystem. Es verhütet auch vorzeitigen Zellzerfall. Eisenmangel verursacht Anämie, was sich in Müdigkeit, Blässe, zuweilen auch in Reizbarkeit und geistiger Lethargie auswirkt. Schwere

Fälle von Anämie bewirken sogar Atembeschwerden. Obwohl jeder Eisen für eine gute Gesundheit benötigt, sind vor allem Frauen und Kinder anämiegefährdet. Insbesondere Schwangere benötigen eine erhöhte Zufuhr von Eisen.

Ich beziehe mein Eisen vor allem aus Aprikosen, die ich zu meinem Lieblingsobst zähle. Wenn ich keine Aprikosen entsaften kann, esse ich getrocknete Aprikosen, die ich als schnelle Zwischenmahlzeit immer auf Reisen mitführe. Andere ausgezeichnete Eisenquellen sind grüne Blattgemüse, wie Spinat und bestimmte Nüsse. Haben Sie schon einmal Spinat-Karotten-Saft (Seite 88) gekostet? Eine erstklassige Empfehlung für eine gute Gesundheit. Oder wie wäre es mit Blattgrün-Karotten-Apfel-Saft (Seite 79 und 99)?

Jod. In abgelegenen, meerfernen Gegenden war das Fehlen von Jod im Boden schon immer problematisch, da in der Ernährung ein Mangel an Jod zur Kropfbildung führt. Dies ist heutzutage jedoch nur noch selten der Fall, seit die Bedeutung des tatsächlichen Bedarfs geringer Mengen an Jod bekannt ist. Jod ist für eine gesunde Schilddrüsenfunktion notwendig und damit für unser Allgemeinbefinden. Es wirkt auf die Atmungsorgane schleimlösend und stellt darüber hinaus ein gutes Antiseptikum dar. Speisesalz wird aus gesundheitspolitischen Erwägungen häufig mit geringen Jodmengen versetzt, um die allgemeine Versorgung sicherzustellen. Sie können Jod auch aus Radieschen und Weizengras beziehen. Am meisten erhalten Sie beim Entsaften, weil Sie dadurch das gesamte verfügbare Jod aufnehmen.

Kalium. Dieser Mineralstoff ist unschwer in einer Reihe von Früchten, Gemüse und Getreide zu finden; er ist lebensnotwendig. Problematisch ist vielmehr die Aufnahme von zu viel Natrium in Form von Kochsalz, was eine Störung des allumfassenden Natrium-Kalium-Gleichgewichts im Körper auslöst. Mit anderen Worten, wenn wir unsere Natriumzufuhr erhöhen, sollten wir gleichzeitig unsere Aufnahme von Kalium steigern, was jedoch nur sehr wenige tatsächlich beachten. Es gibt aber einen einfachen Weg, dieses Gleichgewicht zu erhalten. Vermindern Sie Ihren Kochsalzverbrauch (siehe den Abschnitt über Natrium).

Das ausgewogene Verhältnis zwischen Kalium und Natrium, das unser Körper ständig beizubehalten versucht, ist ausschlaggebend für die Regulierung des Herzschlages, des Körpergewichtes und des in den Zellen gespeicherten Wassers: es festigt das Kollagen in der Haut, so daß die Haut gesünder und geschmeidiger aussieht, und löst Muskelkrämpfe. Vorrangig scheint jedoch dieses Gleichgewicht in direktem Zusammenhang mit der Steuerung des Bluthochdruckes und der Verhütung von Herzinfarkt zu stehen.

Dr. Norman W. Walker, der mir im Laufe der Jahre sehr viel beigebracht hat, erzählte mir von der besten Art und Weise, Kalium aufzunehmen. Er nannte es scherzhaft die ›Kaliumbrühe‹, und obgleich der Name nicht sehr appetitlich anmutet, schmeckt sie köstlich und wirkt wahre Wunder für die Gesundheit. Meine daraus abgeleitete Version ist der Karotten-Sellerie-Spinat-Petersilien-Saft (Seite 92). Ein weiterer ausgezeichneter Kaliumdrink ist der Apfel-Sellerie-Saft (Seite 104).

Kupfer. Kupfer ist notwendig für die richtige Aufnahme von Eisen im Körper (siehe den Abschnitt über Eisen) und damit der umfassenden Sauerstoffversorgung. Zuviel Kupfer kann schädlich sein, und aus diesem Grund ist es nicht ratsam, in blanken Kupferkesseln zu kochen. Selbst wenn Sie frische Säfte trinken und viel Gemüse essen, müssen sie keine Überdosierung an Kupfer befürchten. Ich empfehle Kartoffel-Karotten-Saft (Seite 93 und 105).

Magnesium. Zusammen mit Kalium ist Magnesium in fast jeder Körperzelle vorhanden und für die Funktion vieler Zellvorgänge wesentlich. Es ist maßgeblich für die Funktion der Muskeln, die Umwandlung der Nahrung und, zusammen mit Calcium, für starke Knochen und festes Knochenmark. Es ist auch an der Leitung der Nervenimpulse beteiligt und spielt eine wichtige Rolle für die richtige Funktion des Herzens.

Trotz der Bedeutung, die Magnesium zukommt, leiden viele unter einem beginnenden Magnesiummangel. Betroffen sind vor allem die über 60jährigen, Menschen mit einseitiger Ernährung, Diabetiker, Alkoholiker, Menschen, die Diuretika einnehmen, Schwangere und Sportler. Glücklicherweise ist Magnesium leicht in grünem Blattgemüse verfügbar. Einige der besten Säfte zur Sicherstellung ausreichender Magnesiumsversorgung sind Karotten-Apfel-Rote-Bete-Saft (Seite 100), Karotten-Broccoli-Saft (Seite 82) und Karotten-Rosenkohl-Saft (Seite 99).

Mangan. Es liegen noch nicht viele Forschungsergebnisse über die Rolle von Mangan in der menschlichen Gesundheit vor. Das wenige aber, was wir wissen, überzeugt von der lebensnotwendigen Bedeutung dieses Mineralstoffes für eine gute Gesundheit. Er beeinflußt die normale Gehirntätigkeit, Knochenbildung, Fortpflanzungsfähigkeit und den Glucose-Stoffwechsel.

Als Bestandteil der antioxidativen Enzyme fängt er freie Radikale ab und dient damit der Gesundheit der Zellen. Es ist fast unmöglich, mehr Mangan als zuträglich aufzunehmen, obwohl Fälle von Minenarbeitern, die Manganstaub ausgesetzt waren, mit ›Mangan-Irrsinn‹ bekannt geworden sind – einer degenerativen Krankheit, deren Symptome der Parkinsonschen Krankheit ähneln. Manganmangel andererseits kann zu einer verminderten Antikörperbildung und/oder Sekretion führen.

Die Natur stellt sicher, daß wir weder zuviel noch zuwenig Mangan aufnehmen, wenn wir uns ausgewogen ernähren. Die besten Quellen für diesen Mineralstoff sind Nüsse, Vollkorngetreide, Erbsen, Spinat, Trauben, Blattgrün der roten Bete, Rosenkohl, Karotten, Broccoli, Mais, Kohl und Ingwerwurzel.

Natrium. Ungefähr 70% der Erdoberfläche sind mit Wasser bedeckt, wovon nur ein geringer Teil Süßwasser ist. Unser Körper spiegelt dasselbe Verhältnis wider, weil er zu über 70% aus Salzwasser besteht. Natürliches, organisches Natrium ist lebensnotwendig. Ein Gleichgewicht zwischen Kalium und Natrium erhält die Körperfunktionen, unterstützt die Verdauung, reguliert den Kohlendioxidgehalt im Blut, verhindert den Wasserverlust und sichert eine normale Herztätigkeit. Natrium hilft zudem, Muskelkrämpfe und Erschöpfung abzuwenden.

Wenn ich von Natrium spreche, meine ich damit nicht das anorganische Natriumchlorid oder das herkömmliche Speisesalz, jene weißen Kristalle aus den Salzminen, die wir mahlen, abpacken und in Salzstreuer einfüllen. Ein Überschuß an Kochsalz stört das Natrium-Kalium-Gleichgewicht und verursacht als Folge davon Nieren- und Blasenprobleme, Bluthochdruck und Herzstörungen. Niemand bestreitet, daß die meisten von uns zuviel Salz verbrauchen – etwa zehn- bis zwanzigmal soviel, wie wir eigentlich benötigen. Durch den Verzehr von Gemüse, wie Spinat und Sellerie, die auf natürliche Weise anorganisches Natrium aus dem Boden in organisches Natrium verwandeln, nimmt unser Körper genügend Natrium auf. Mit einer ausgewogenen, gesunden Ernährung gibt es keine Veranlassung, jemals wieder Salz über irgend etwas auszustreuen.

Phosphor. Zusammen mit Calcium bildet Phosphor starke Knochen und Zähne. Teil seiner Aufgabe ist es auch, den Haarwuchs zu kräftigen sowie die Fingernägel und die Oberhaut zu festigen. Er wirkt auch Erschöpfungsanfällen entgegen, reguliert den inneren Thermostaten des Körpers und beeinflußt das verfügbare Energieniveau. Phosphor ist wichtig für das Gehirn, besonders für den Hypothalamus. Zur Aufnahme von Phosphor empfehle ich Blumenkohl-Karotten-Petersilien-Saft (Seite 86).

Schwefel. Schwefel reinigt die Darmwände und ist für den Stoffwechsel der Leber wichtig. Er ist ein Bestandteil von Insulin und trägt zu gesunden Knorpeln, Knochen, Zähnen, Fingernägeln und Haaren bei. Kohl, Spitzkohl, Knoblauch und Zwiebeln sind gute Quellen für Schwefel. Trinken Sie Kohlsaft (ein Viertel Kohl, der Rest Karotten, Sellerie oder Apfel) und andere Säfte, die kleine Mengen von Knoblauch und Zwiebel enthalten.

Selen. Dieses wichtige Spurenelement erfährt als Krebsmittel und Schutzwirkstoff vor Herzerkrankungen steigende Aufmerksamkeit. Es lindert arthritisbedingte Entzündungen und erhöht die Fruchtbarkeit. Nicht zuletzt spielt Selen eine vorrangige Rolle beim Abfangen von freien Radikalen aus alternden Zellen, damit die Haut an jugendlicherem und elastischerem Aussehen gewinnt. Es ist damit ein gegen Alterserscheinungen wirksamer Mineralstoff.

Ich beziehe Selen unter anderem aus Knoblauch, Kohl und Broccoli. Und sicherlich werden Sie auch meinen Karotten-Sellerie-Petersilien-Knoblauch-Saft (Seite 94) als Jungbrunnen favorisieren.

Silicium. Erinnern Sie sich an die weiche, elastische Haut, die Sie in Ihrer Jugend hatten? Wenn Sie genügend Silicium aus Ihrer Nahrung aufnehmen, kommt dies dem Aussehen Ihrer Haut zugute: kaum mehr Unreinheiten oder Falten und sanfte Glätte. Silicium ist ein ausgezeichnetes Mittel bei brüchigen Fingernägeln und es läßt Ihr Haar nicht vorzeitig grau werden. Darüber hinaus vermag es Gelenkschmerzen bei Arthritis und den damit verbundenen Entzündungserscheinungen und Schmerzen in Sehnen und Bändern zu beheben. Alle grünen Gemüse sind gute Quellen für Silicium, aber ich rate

Ihnen insbesondere, Grünen-Paprika-und-Karotten-Saft (Seite 78) und den 1A-Saft (Seite 77) zu versuchen.

Zink. Zink schützt, und das ist zweifelsfrei seine wichtigste Aufgabe, das Immunsystem. Es hilft altersbedingte Sehschwäche zu mildern und belebt die Geschmacks- und Geruchssinne. Oft kann impotenten Männern mit Zinkgaben geholfen werden. Es wird aus gutem Grund bei Problemen mit Unfruchtbarkeit und Prostatabeschwerden eingesetzt. Zink fördert zudem die Behandlung von Akne. Achten Sie darauf, Ihren Bedarf an verfügbarem Zink durch das Entsaften von grünem Blattgemüse, Ingwerwurzel und Gemüse aus der Familie der Kreuzblütler bestmöglichst zu decken. Zwei hervorragende Zinkdrinks sind der Karotten-Petersilien-Saft (Seite 90) und der Karotten-Apfel-Ingwer-Petersilien-Saft (Seite 87).

Faserstoffe

Ich habe schon weiter oben erwähnt und wiederhole es nochmals: Ich sehe mich als Früchteesser, wenn ich esse, und als Vegetarier, wenn ich entsafte. Warum? Weil der Körper täglich eines ausreichenden Nachschubs der lebensspendenden Nährstoffe bedarf, über die Sie gerade gelesen haben. Sie erreichen das am besten, wenn Sie Lebensmittel auspressen, die diese wichtigen Vitamine und Mineralstoffe reichlich enthalten, und zusätzlich zum Saft ausreichend Faserstoffe durch den Verzehr von Früchten aufnehmen. Gemüse bauen unseren Körper auf; Früchte kräftigen und reinigen ihn dagegen. Obst wird rascher als Gemüse verdaut – in nur etwa zwanzig Minuten – und es ist verträglicher. Obst ist auch eine gute Quelle für Faserstoffe. So, wie wir tagtäglich Vitamine und Mineralstoffe benötigen, so brauchen wir auch Faserstoffe.

Unser Körper ist der beste Entsafter, der alle notwendigen Vitamine und Mineralstoffe aus der aufgenommenen Nahrung herauszieht und in flüssige Form überführt. Nach dem Entzug der verflüssigten Nährstoffe verbleiben die Faserstoffe als trockener Rest zurück. Der in den Faserstoffen enthaltene Saft nährt uns also eigentlich.

Die Faserstoffe bewegen sich vom Magen in den Dünndarm und werden über den Mastdarm ausgeschieden. Ihnen kommt jedoch wesentlich mehr Bedeutung zu, als nur zu Transportzwecken für die Nährstoffe zu dienen, um dann abgestoßen zu werden, sobald diese Aufgabe erfüllt ist. Die Faserstoffe massieren das Zahnfleisch, stimulieren die Peristaltik, reinigen den Dickdarm und tragen zur Aufnahme von Vitamin D bei.

Wie die meisten wissen, ist Verstopfung nicht nur unangenehm und kräfteraubend, sondern kann auch zu ernsthaften Beschwerden führen. Wenn Sie eine ausreichende Menge an Faserstoffen aufnehmen, verhilft das zu einem regelmäßigen Stuhlgang. Aber Faserstoffe bewirken sogar noch mehr. Die Amerikanische Krebsgesellschaft legt Studien vor, die »eine Verbindung zwischen einer faserstoffreichen Ernährung und dem verminderten Auftreten von Dickdarmkrebs und anderen Erkrankungen des Darms zu unterstützen scheinen. Der genaue Mechanismus ist noch nicht bekannt, aber er scheint mit der Aufspaltung des Darminhalts in kleinere chemische Substanzen und der schnelleren Bewegung durch den Darm in Verbindung zu stehen«. Die Literaturhinweise lassen es also ratsam erscheinen, mehr Kleie und Getreideerzeugnisse zu essen. Darüber hinaus sollten Sie die Inhaltsangaben von allen Nahrungsmitteln studieren, von denen Sie glauben, daß sie reich an Faserstoffen wären. So sollte beispielsweise auf der Inhaltsangabe von Vollkornbrot an erster Stelle Vollkornmehl stehen.

Wir lesen in der Presse viel über den Wert von Faserstoffen, hören darüber im Fernsehen, von unserem Hausarzt, von Freunden und Bekannten. Fast jeder legt uns nahe, mehr Faserstoffe aufzunehmen. Ich sage, ernähren Sie sich mindestens zu 50% von Rohkost und Sie nehmen alle Faserstoffe auf, die Sie benötigen. Die Amerikanische Krebsgesellschaft empfiehlt, die Menge an Faserstoffen in der Ernährung zu erhöhen, Ratschläge, die ich schon seit Jahren gebe. Das bedeutet im einzelnen, Kartoffeln, Obst und Gemüse nicht zu schälen; ganze Früchte zum Frühstück zu essen; viel Gemüse, auch Bohnen und Linsen zu essen. Die zur Aufnahme von Faserstoffen angeratenen Lebensmittel lesen sich wie eine Litanei meiner Lieblingsfrüchte und Gemüse: Aprikosen, Pflaumen, Feigen, getrocknete Bohnen, Mais, Erbsen, Spinat, Süßkartoffeln, Kartoffeln, Rosenkohl, Blaubeeren, Datteln, Trauben, Äpfel, Birnen und Orangen.

Das faserstoffreiche Obst, das ich am liebsten esse, sind Bananen, Birnen und Erdbeeren. Ich würde es begrüßen, wenn auch Sie den Tag mit einem Stück frischen Obstes begännen. Stellen wir uns doch der Tatsache, daß es verlockender ist, mehrere Stücke Obst im Verlaufe eines Tages zu verzehren als eine Schüssel mit Petersilie oder zwanzig bis dreißig Karotten. Ich selbst habe wahrscheinlich in meinem ganzen Leben bisher nicht mehr als einhundert Karotten gegessen – dafür aber fast eine Million davon entsaftet. Gelegentlich esse ich etwas Krautsalat oder Gurken in Essig und kaue jeden Bissen gut durch. Ansonsten beziehe ich meine Faserstoffe aus Früchten, gelegentlich aus gebackenen Kartoffeln, braunem Reis, aus Gemüse – und aus noch mehr Obst.

7

Wobei Ihnen Säfte helfen können

Sie sind sich sicherlich an dieser Stelle nun bewußt, daß frisch ausgepreßte Säfte aus gesundem Obst und Gemüse den Körper mit einer erstaunlichen Vielfalt von Nährstoffen versorgen. Noch bevor das Verdauungssystem richtig ›angesprungen‹ ist, sind die Nährstoffe aus dem getrunkenen Saft schon an jeder Zelle unseres Körpers angelangt, um sie zu verpflegen und zu stärken. Diese Zellen können sich in unserer Haut befinden, in den Haaren, Knochen oder Zähnen. Sie können Teil unserer inneren Organe sein, unseres Herzens oder Gehirns. Gemeinsam wirken sie zusammen, damit wir gesund bleiben.

So sorgsam wir auch vorgehen, wir können uns nicht immer guter Gesundheit erfreuen. Der Winter und der Aufenthalt in geschlossenen Räumen begünstigen Erkältungen und Grippe; alte Sportverletzungen können als unangenehme arthritische Beschwerden aufflammen; im Mundbereich können sich schmerzhafte Bläschen bilden; Verstopfung verursacht Verdauungsbeschwerden; schwache und beanspruchte Knochen unterliegen der Osteoporose. Auch andere Beschwerden schränken unser tägliches Leben ein: Schlaflosigkeit, Akne, Erschöpfung, Kopfschmerzen, Zahnverfall, Zahnfleischbluten und Haarausfall. Zu wieder anderen Zeiten in unserem Leben können wir von Gewichtszunahme, Energieverlust oder Angstzuständen betroffen sein. Mit jedem weiteren Geburtstag quälen wir uns, wenn uns Haare ausfallen oder mehr Falten auftauchen. Und zu viele unter uns werden auch von ernsthafteren Krankheiten berührt, wie Herzerkrankungen, Krebs und Diabetes.

In den vorhergehenden Kapiteln habe ich die Vitamine, Mineralstoffe und die Vorzüge der verschiedenen Säfte beschrieben, die dem Körper nützen und ihn mit den geeigneten Wirkstoffen ausstatten, um körperliche Probleme und Krankheiten auszugleichen. Ich propagiere keine Wunderkuren, noch handelt es sich hierbei um Zauberei. Ich biete Ihnen lediglich altbewährte, vernünftige Ratschläge an: Essen Sie gut, treiben Sie viel Sport und schlafen Sie ausreichend, liebe Leser, und Sie fühlen sich besser und führen ein gesünderes Leben.

Ich empfehle Ihnen, das Kapitel 5 ›Die Vorzüge von Obst und Gemüse‹ als Ergänzung zu diesem Kapitel zu lesen. Es liefert Ihnen eine abgerundete Darstellung der Vorteile des Saftkurens mit Obst und Gemüse. Dieses Kapitel hier vermittelt Ihnen im folgenden viele neue Anregungen, wie Sie mit Säften verschiedene Beschwerden beeinflussen können.

Allgemeine Beschwerden

Allgemeine Beschwerden sind ein lästiges Übel im täglichen Leben. Nicht jeder muß sie alle durchmachen, und die, die wir durchzustehen haben, treffen uns zu verschiedenen Zeiten in unserem Leben. Ich meine aber, daß die verschiedenen für das Saftkuren empfohlenen Früchte und Gemüse diese Allgemeinbeschwerden oder leichteren Erkrankungen lindern oder beheben helfen und zu einem freudigeren und gesünderen Leben beitragen können.

Akne. Siliciumreiche Gemüsesäfte fördern eine von Pickeln und Pusteln reine Haut. Versuchen Sie den Pickel-Puster

(Seite 78) und den Bahnbrecher (Seite 93). Kressehaltige Säfte können sich ebenfalls als nützlich erweisen.

Angstzustände. Wenn Sie sich ängstlich oder nervös fühlen, versuchen Sie ein Glas Traubensaft, wie den Weinachtscocktail (Seite 50) oder den Cocktail Passion (Seite 65). Auch jeder Saft mit Erdbeeren ist eine kluge Wahl. Von den Gemüsesäften empfehle ich Säfte, die Karotten, Sellerie oder auch Spargel enthalten. Versuchen Sie den Champion (Seite 86), einen Klassiker, und auch den Schlummertrunk (Seite 83), sowie jeden der alkalisierenden Säfte. Ein weiterer ratsamer Saft gegen Nervosität ist der Waldorfsalat-Saft (Seite 104).

Beschwerden durch Passivrauchen und Luftverschmutzung. Ich empfehle Ihnen Säfte aus grünem Blattgemüse und zudem aus Erdbeeren, um die Auswirkungen von eingeatmetem Zigarettenrauch und verschmutzter Luft zu mindern. Erdbeeren enthalten Ellagitannin, das im Körper zu Ellagsäure umgewandelt wird. Eine vor kurzem von Wissenschaftlern der Case-Western-Reserve-Universität durchgeführte Studie legt nahe, daß Ellagsäure die Umwandlung von Umweltchemikalien im Körper in krebsverursachende Stoffe zu verhindern vermag. Dies gilt sowohl für Raucher wie für Nichtraucher, die Zigarettenrauch ausgesetzt sind. Honululu-California-Connector (Seite 54) ist mein bevorzugter Erdbeerdrink. Versuchen Sie auch den Hasensprung-Saft (Seite 82) mit grünem Blattgemüse. Auch Selleriesaft ist nützlich, um den Körper von überschüssigem Kohlendioxid zu reinigen, ebenso wie Kresse und Petersilie, die in dem köstlichen, als Lungentonic (Seite 97) bekannten Saft enthalten sind.

Ekzeme. Kressesaft mit seinem hohen Gehalt an Schwefel kann für jeden von Nutzen sein, der an Ekzemen leidet. Vergessen Sie aber nicht, diesen grünen Saft mit mindestens der dreifachen Menge an nichtgrünen Säften, wie Karottensaft, zu mischen. Versuchen Sie den Hasensprung-Saft (Seite 82) und den Lungentonic (Seite 97).

Erkältungen. Es wird Sie wahrscheinlich kaum überraschen, daß Zitrusfrüchte zu den besten Schnupfenmitteln zählen, die es gibt. Ananas- und Preiselbeersaft können ebenfalls angezeigt sein. Da sowohl der Apfel-Preiselbeer-Saft (Seite 51) wie der Preiselbeer-Trauben-Ananas-Saft (Seite 51) süß, erfrischend und köstlich schmecken, sind sie auch an den Tagen angebracht, wenn Sie sich nicht auf der Höhe fühlen. Ein weiterer guter Tonic gegen Erkältungen ist ein Saft mit Ingwer, der schleimlösend wirkt. Auch Knoblauchsaft hilft, Erkältungen und Grippe fernzuhalten. Trinken Sie ihn in kleinen Mengen und mischen Sie ihn immer mit anderen Säften, wie Jays Geheimnis (Seite 94) und den Samtige-Haut-Cocktail (Seite 102). Säfte mit ein wenig Ingwer oder Radieschensaft helfen, die Nebenhöhlen zu reinigen und die Schleimhäute zu erneuern.

Erschöpfung/Energieverlust/Mangel an Ausdauer. Versuchen Sie Karottensaft, pur oder gemischt mit Apfel- oder einem anderen Saft, wie vor allem aus Sellerie und/oder Petersilie, die als natürlicher Energiestoß wirken und erhöhte Widerstandskraft liefern. Ich empfehle den Energiecocktail (Seite 98), Jays Geheimnis (Seite 94), den 1A-Saft (Seite 77), Jays Bester (Seite 95) und, besonders für Sportler vor, während und nach einem anstrengenden Training, die Grüne Kraft (Seite 92).

Ebenso wichtig ist es, genügend Magnesium aufzunehmen, das in direkter Beziehung zur Ausdauerfähigkeit und Energiemobilisierung steht. Blattgrün, besonders Löwenzahnblätter, enthalten viel Magnesium. Versuchen Sie den Frühlingstonic (Seite 104) zur Belebung mit Energie und Ausdauer.

Grippe. Alle Zitrusfrüchte sind geeignet, die Symptome von Grippe zu beheben, vor allem aber liebe ich den cremigen

Orangensaft (Seite 50) und Mandarinensaft. Wenn ich die ersten Anzeichen einer Grippe verspüre, trinke ich umgehend ein großes Glas Preiselbeersaft – und oft verschwinden die Symptome sofort wieder. Sowohl Apfel-Preiselbeer-Saft (Seite 51) und Preiselbeer-Trauben-Ananas-Saft (Seite 51) sind eine ausgezeichnete Wahl, da diese Säfte auch etwas Ingwer oder Knoblauch enthalten.

Halsschmerzen. Sowohl Radieschen- wie Ingwersaft, in Mischung mit anderen Säften, reinigen die Nebenhöhlen und erneuern die Schleimhäute und lindern damit oft Halsschmerzen. Versuchen Sie den Frühlingstonic (Seite 104) und den Cholesterinsenker-Cocktail (Seite 87) als Beispiel, wie diese intensiv-scharfen Säfte geschmackvoll angerichtet werden können. Ein weiteres bewährtes Hausmittel gegen Halsschmerzen ist ein heißer Saft aus einer etwa 3 cm dicken Meerettichscheibe, einer ganzen Zitrone, warmem Wasser und Honig.

Hämorrhoiden. Die im Abschnitt über Verdauungsbeschwerden empfohlenen Säfte sorgen für einen regelmäßigen Stuhlgang; damit lassen sich auch die schmerzhaften Hämorrhoiden vermeiden. Wenn Sie Hämorrhoiden haben, versuchen Sie den Jicama-Pfirsich-Apfel-Saft (Seite 101) (Jicamas sind kartoffelähnliche Gemüse, die es in Spezialitäten- und Feinkostläden gibt, siehe auch Seite 139) sowie alle Säfte mit Kartoffeln, wie dem Kartoffel-Karotten-Apfel-Petersilien-Saft (Seite 99).

Harnwegentzündungen. Wenn Frauen unter leichten Infektionen der Harnwege leiden, sind sie gut beraten, frischen Preiselbeersaft zu trinken. Versuchen Sie den Kap Codder (Seite 51) oder den Preiselbeer-Trauben-Ananas-Saft (Seite 51). Granatapfelsaft (Evas Versprechen, Seite 53) kann sich auch als hilfreich erweisen. Reinigen und schrubben Sie die Schale gut ab – danach können Sie den Granatapfel mit Schale und Kernen auspressen!

Immunschwäche. Knoblauch ist für ein starkes Immunsystem sehr wichtig. Versuchen Sie Jays Geheimnis (Seite 94). Zwiebelsaft kann sich auch als hilfreich erweisen. Sie können Zwiebelsaft anstelle von Knoblauchsaft in den beschriebenen Rezepten verwenden – oder Ihre eigenen Kombinationen entwickeln. Weizengrassaft dient ebenfalls einer Stärkung des Immunsystems. Versuchen Sie den 1 A-Saft (Seite 77).

Impotenz. Versuchen Sie Ingwerwurzel aufgrund ihres hohen Zinkgehaltes mit in Ihre Säfte einzupressen, da Zink gegen Impotenz hilft. Gemüse aus der Familie der Kreuzblütler enthalten viel Selen, das die männliche Fruchtbarkeit fördert. Versuchen Sie jeden Saft mit Kohl, Broccoli, Spitzkohl oder anderen Kreuzblütlern.

Viele haben mir auch bestätigt, daß Weizengras in dieser Hinsicht viel bewirkt. Eine der besten Weizengraskombinationen ist der 1 A-Saft (Seite 77).

Kehlkopfentzündung und Heiserkeit. Nichts schlägt frischen Ananassaft, was die Beseitigung der Symptome von Kehlkopfentzündung anbelangt. Kombinieren Sie ihn mit anderen Früchten oder sogar mit Sellerie zu köstlichen Drinks. Auch der Zusatz von etwas Ingwer – trinken Sie nie Ingwersaft pur – hilft bei Kehlkopfentzündung. Versuchen Sie beispielsweise den Samtige-Haut-Cocktail (Seite 102) und den Cholesterinsenker-Cocktail (Seite 87). Wie Sie schon aus den Namen ersehen können, sind die meisten Säfte vielseitig verwendbar!

Knochenschmerzen und Zahnprobleme. Gemüse, wie Broccoli, Spitzkohl und andere Grüngemüse, sind reich an Calcium und anderen wichtigen Vitaminen und Mineralstoffen, die für starke Knochen und Zähne wichtig sind. Versuchen Sie den Knochenaufbautonic (Seite 79), den Augenverschönerungssaft (Seite 90), die Broccolifreude (Seite 81) und jeden als Calciumdrink beschriebenen Saft, wie die Grüne Kraft (Seite 92) und den Mandarinen-Traum (Seite 72).

Kopfschmerzen. Das nächste Mal, wenn Sie es mit Kopfschmerzen zu tun haben, entsaften Sie etwas Sellerie und Äpfel, um den Waldorfsalat-Saft (Seite 104) oder einen anderen Saft mit Sellerie herzustellen. Fenchel-Apfel-Saft (Seite 89) entfaltet die gleiche Wirkung.

Magenbeschwerden. Auch wenn Sie sich nicht danach fühlen, weil Ihnen übel ist, trinken Sie dennoch ein Glas Saft aus gleichen Teilen Fenchel und Apfel zur Linderung Ihrer Magenbeschwerden. Weitere, altbewährte Rezepte aus meiner Schatztruhe sind der Jicama-Karotten-Petersilien-Saft (Seite 95) oder der Jicama-Cocktail sowie jeder Saft mit etwas Kartoffelsaft, wie der Bahnbrecher (Seite 93).

Migräne. Fenchelsaft, gemischt mit Apfelsaft (Seite 89) oder Karottensaft, damit er trinkbarer wird, kann die Symptome von migräneartigen Kopfschmerzen beseitigen. Selleriesaft vermag den gleichen Zweck zu erfüllen – versuchen Sie den Basisch Spezial (Seite 77) oder den Ananas-Sellerie-Saft (Seite 101).

Mundgeschwüre/Fieberbläschen. Die Quininsäure, die in Preiselbeeren natürlich vorkommt, läßt über den Preiselbeersaft den Bläschen am Mund und den Lippen eine gute Behandlung zukommen. Wie wäre es mit Morgenrot (Seite 62) oder dem Kap-Codder (Seite 51)?

Muskelkrämpfe. Die Grüne Kraft (Seite 92) hilft bei verkrampften Muskeln; dieser Saft vermag gleichzeitig die Muskeln zu stärken, damit sie sich weniger verkrampfen.

Nachtblindheit. Wenn Sie viel Karottensaft oder Säfte mit Karotten trinken, verbessert sich Ihre Sehkraft insgesamt. Eine Mischung aus Apfelsaft und Fenchelsaft (Seite 89) leistet ausgezeichnete Dienste bei der Behandlung von Nachtblindheit.

Nebenhöhlenentzündung. Um die Nebenhöhlen von Schleimabsonderungen zu reinigen und wieder freier durchatmen zu können, versuchen Sie Säfte mit Ingwer oder Radieschen. Siehe auch den Abschnitt über Halsschmerzen für weitere Informationen.

Quetschungen. Die Bioflavonoide im Orangensaft (Seite 50) kräftigen die Blutgefäße und Kapillaren und tragen auf diese Weise dazu bei, daß Quetschungen und Prellungen schneller abheilen. Andere Säfte aus Zitrusfrüchten erfüllen den gleichen Zweck.

Reisekrankheit. Reisekrankheit ist keineswegs lustig – sie ruiniert vielen tatsächlich die Reisefreude. Manche Reisende berichten jedoch, daß sie kaum noch reisekrank werden, seit sie ingwerhaltigen Saft kurz vor der Abreise trinken. Ich empfehle daher den Ingwer-Blitz (Seite 56) oder den Cholesterinsenker-Cocktail (Seite 87).

Schlaflosigkeit. Fällt Ihnen das Einschlafen schwer? Versuchen Sie ein Glas Kantalupen-Saft (Seite 120) oder den Abendregler (Seite 52). Eine weitere gute Empfehlung ist sellerie-haltiger Saft mit einem ausgewogenen Gleichgewicht von Natrium und Kalium, wie den Schlummertrunk (Seite 83) und den Waldorfsalat-Saft (Seite 104).

Sehnenscheidenentzündung. Meiner Meinung nach kann jeder Saft mit Gurke, Paprika oder anderem siliciumreichem Gemüse die schmerzhaften Anschwellungen einer Sehnenscheidenentzündung lindern. Nützlich ist beispielsweise Jays Tomaten-Cocktail (Seite 94) oder der Entschlackungs-Saft (Seite 80). Versuchen Sie auch die paprikahaltigen Säfte, die eine gesunde Haut und kräftige Nägel begünstigen (Silicium ist wichtig für ein gutes Aussehen), wie der Hautreiniger (Seite 103) oder der Nägelverschönerungs-Saft (Seite 97).

Sonnenbrand. Karottensaft, pur oder mit anderen Säften vermischt, schützt gegen Sonnenbrand. Vergessen Sie dennoch nicht, sich mit Sonnenschutzmitteln einzureiben.

Übelkeit und Morgenmattigkeit. Sobald ich die ersten Anzeichen von Übelkeit verspüre, trinke ich ingwerhaltigen Saft. Noch bevor ich bis fünfzig zählen kann, fühle ich mich schon besser. Viele Frauen haben mir darüber hinaus berichtet, daß sie sich während der Schwangerschaft mit ingwerhaltigen Säften gegen das Gefühl von Übelkeit am Morgen wappnen konnten. Der Ingwer-Blitz (Seite 56) ist für diese Zwecke hervorragend geeignet. Wenn sich bei Ihnen das nächste Mal alles im Raum zu drehen beginnt, versuchen Sie diesen nützlichen Saft.

Übersäuerter Magen. Die als ›alkalische Drinks‹ beschriebenen Säfte, einschließlich Karotten-Gurken-Rote-Bete-Saft (Seite 80) und Karotten-Kohl-Sellerie-Saft (Seite 77), wirken beruhigend auf den übersäuerten Magen. Säfte mit Kartoffel und Jicama lindern die Auswirkungen von übersäuertem Magen. Versuchen Sie auch den Kartoffel-Karotten-Apfel-Petersilien-Saft (Seite 93) und den Jicama-Karotten-Apfel-Sellerie-Saft (Seite 96). Auch kressehaltige Säfte dienen als Säurebinder. Denken Sie zudem an den Hasensprung (Seite 82) und den Lungentonic (Seite 97).

Unregelmäßiger Stuhlgang. Die meisten Fruchtsäfte und viele Gemüsesäfte helfen bei unregelmäßigem Stuhlgang, indem Sie die Nieren spülen und die Darmbewegung anregen. Ich bevorzuge den Abendregler (Seite 52), den Kap Codder (Seite 51) und das Morgenrot (Seite 62). Nur wenige Säfte allerdings übertreffen den Kantalupensaft (Seite 120) hinsichtlich Geschmack und glücksbringender Wirkung. Weizengrassaft ist hervorragend geeignet, sämtliche Giftstoffe aus dem Organismus auszuschwemmen und den Körper in guter Form zu halten. Versuchen Sie den 1A-Saft (Seite 77).

Verdauungsbeschwerden. Äpfel zählen zu den besten Verdauungshilfen. Versuchen Sie den Karotten-Apfel-Saft (Seite 86), den Apfel-Birnen-Saft (Seite 52), den Fenchel-Apfel-Saft (Seite 89) oder jeden anderen Apfeldrink. Der Verdauungscocktail (Seite 52) aus Zitrusfrüchten leistet ebenfalls hervorragende Dienste. Ein anderer meiner Lieblingssäfte für gute Verdauung ist der Kantalupensaft (Seite 120). Knoblauch stimuliert die Tätigkeit der Verdauungsenzyme und hilft bei der Ausscheidung von Giftstoffen über die Haut. Trinken Sie nur geringe Mengen an Knoblauchsaft auf einmal – er wirkt bereits in kleinsten Dosen – wie zum Beispiel in Jays Geheimnis (Seite 94). Denken Sie daran: Trinken Sie Knoblauchsaft nie pur.

Verstopfung. Auf einen höheren Faserstoffgehalt in Ihrer Ernährung zu achten ist natürlich der beste Weg, die Peristaltik zu fördern.

Virusinfektionen. Ananassaft ist ein gutes Vorbeugungsmittel gegen Virusinfektionen. Versuchen Sie den Honululu-California-Connector (Seite 54) oder den Miami Cool (Seite 66). Probieren Sie auch Zitrussäfte und Säfte mit Karotten, wie den Anti-Virus-Cocktail (Seite 47) und Jays Geheimnis (Seite 94).

Zahnfleischbluten. Grapefruitsaft oder jeder Saft mit Zitrusfrüchten kann bei Zahnfleischbluten helfen. Eine weitere gute Wahl ist der Key Wester (Seite 59).

Zahnfleischerkrankungen. Probieren Sie magnesiumreiche Säfte, wie den Frühlingstonic (Seite 104). Vitamin-C-haltige Säfte erweisen sich ebenfalls als hilfreich. Lindas Sonnenaufgang (Seite 61) ist immer eine gute Wahl.

Zahnverfall. Calciumreiche Säfte aus Grüngemüse, wie Petersilie und Spitzkohl, sowie aus Karotten, fördern gesunde Zähne, ebenso wie Löwenzahnblätter, die sehr viel Magnesium enthalten. Versuchen Sie den Frühlingstonic (Seite 104). Ob Sie es nun glauben oder nicht, der angenehm süße Muntermacher (Seite 49) aus Trauben- und Kirschsaft wirkt kariesverhütend.

Ernsthaftere Beschwerden

Krankheiten, wie Krebs, Herzerkrankungen und Diabetes, sind ernsthafter Natur. Ich behaupte daher nicht, daß Sie mit Saftkuren diese oder irgendeine andere Krankheit heilen können. Allerdings lassen sich manche Symptome damit günstig beeinflussen und das Wohlbefinden steigern. Darüber hinaus können die richtigen Nährstoffe die Auswirkungen dieser und anderer Erkrankungen verzögern oder umkehren, indem sie das Immunsystem stärken und den Körper insgesamt gesünder machen. Und eine gute Ernährung ist nun einmal für die Verhütung ernsthafterer Erkrankungen wesentlich. Halten Sie aber Rücksprache mit Ihrem Hausarzt, bevor Sie mit dem Saftkuren beginnen.

Anämie. Versuchen Sie eisenreiche Säfte, insbesondere mit Spinat, Spitzkohl und anderem Grüngemüse, wie Popeyes

Pop (Seite 99) und den Hasensprung (Seite 82). Rote-Bete-Saft unterstützt ebenfalls die Behandlung von Anämie. Probieren Sie den Chicago-Winter-Tonic (Seite 87) und den Lebersaft (Seite 96). Mischen Sie Rote-Bete-Saft immer mit anderen Säften.

Arthritis. Ich bevorzuge Ananassaft zur Linderung arthritischer Beschwerden – tatsächlich trinke ich fast jeden Morgen ein Glas Grapefruit-Ananas-Saft, den ich Morgenrot (Seite 62) nenne, um eine Besserung für meine schmerzenden und steifen Glieder zu erreichen, die von alten Fußballverletzungen herrühren. Ich weiß nicht, warum es hilft... aber es scheint so. Der relativ hohe Anteil an Schwefel und Selen in Kohl und anderem Gemüse aus der Familie der Kreuzblütler wirkt hemmend auf arthritische Entzündungen. Das ausgewogene Verhältnis von Natrium und Kalium in Sellerie ist für viele von therapeutischem Nutzen, die unter Arthritis, Neuritis oder Rheumatismus leiden.

Beachten Sie bitte: Gemüse aus der Familie der Nachtschattengewächse (Tomaten, Kartoffeln, Paprika und Auberginen) können manchmal Gelenkschmerzen verursachen. Wenn der Verzehr oder das Entsaften dieser Gemüsesorten Ihnen zusätzliche Schmerzen verursachen sollten, verwenden Sie diese nicht.

Bluthochdruck und Herzinfarkt. Ein wenig Knoblauchsaft, vermischt mit anderen Gemüsesäften, kann blutdrucksenkend wirken. Jays Geheimnis (Seite 94) ist ein gutes Beispiel für einen knoblauchhaltigen Saft. Zitrusdrinks, wie Orangensaft (Seite 50), fördern den Aufbau starker Blutgefäße und Kapillaren und schützen den Körper vor Infarkt. Eine weitere Möglichkeit, Bluthochdruck vorzubeugen, besteht darin, Wassermelonensaft (Seite 56) zu trinken.

Darmentzündung und Divertikulitis. Es gibt Hinweise, die bezeugen, daß Kohlsaft, der die Aminosäure Glutamin enthält, die bei Darmentzündungen und Divertikulitis auftretenden Schmerzen lindern kann. Versuchen Sie den Diverticula-Tonic (Seite 89) und den Entschlackungs-Saft (Seite 80).

Diabetes. Ein ungewöhnlicher Saft aus Rosenkohl und grünen Bohnen, den ich den Bauchspeicheldrüsen-Stärker (Seite 99) nenne, kann Diabetikern nützen. Fragen Sie jedoch Ihren Hausarzt, bevor Sie ihn in Ihre Ernährung einbeziehen. Ein Großteil der in Birnen enthaltenen Zucker ist Levulose, die für Diabetiker leichter verträglich ist. Besprechen Sie sich auch diesbezüglich mit Ihrem Hausarzt, bevor Sie Birnensaft in Ihren Diätplan aufnehmen, und wenn keine Einwände bestehen, versuchen Sie den Abendregler (Seite 52).

Gallensteine. Säfte mit kleinen Mengen roter Bete fördern eine gesunde Gallenblase. Versuchen Sie den Entschlackungs-Saft (Seite 80) oder den Chicago-Winter-Tonic (Seite 87).

Herzerkrankungen. Reiner Orangensaft (Seite 50) liefert ein ausgewogenes Nährstoffverhältnis, das vor Herzerkrankungen schützt, weil es unter anderem die Blutgefäße und Kapillaren stärkt. Andere Zitrusfruchtsäfte sind ebenfalls von Nutzen. Auch Gemüsesäfte sind für ein gesundes Herz wichtig. Ich rate Ihnen insbesondere, Säfte mit roter Bete für eisenreiche Blutkörperchen zu trinken. Denken Sie daran, daß Rote-Bete-Saft mit anderen Säften verdünnt werden muß, und selbst dann nur in geringen Mengen genossen werden darf. Ich empfehle auch grüne Säfte, wie Broccoli- und Spinatsaft, zu trinken. Versuchen Sie den Blutregenerator (Seite 79), den Entschlackungs-Saft (Seite 80) und den Cholesterinsenker-Cocktail (Seite 87).

Hoher Cholesterinspiegel. Zur Senkung des Cholesterinspiegels sollten Sie zunächst fettreiche Nahrungsmittel durch fettfreie Säfte ersetzen. Dabei bevorzuge ich den Cholesterinsenker-Cocktail (Seite 87) und alle Säfte, die etwas Knoblauch enthalten, wie Jays Geheimnis (Seite 94). Sie können auch den Knoblauch durch Zwiebel ersetzen, wenn es Ihnen lieber ist.

Krebs. Früchte und Gemüse mit einem hohen Gehalt an Betacarotinoiden (Provitamin A) können bei bestimmten Arten von Krebs verhütend wirken. Dazu gehören Aprikosen und Kantalupen unter den Früchten (die Amerikanische Krebsgesellschaft hebt insbesondere Kantalupen als wertvoll bei der Verhütung von Darmkrebs und Melanomen hervor), und vor allem Karotten, Broccoli, Süßkartoffeln und grüne Blattgemüse unter den Gemüsesorten. Gemüse aus der Familie der Kreuzblütler, wie Blumenkohl und Grünkohl, können ebenfalls vor vielen Formen von Krebs schützen. Versuchen Sie den Kantalupensaft (Seite 120), den Gemüsezauber (Seite 82), die Broccolifreude (Seite 81) und den 1A-Saft (Seite 77). Viel hilft es auch, wenn Sie täglich etwas Weizengrassaft (kombiniert mit einem anderen Saft) trinken.

Magengeschwüre. Kohl- oder kartoffelhaltige Säfte können von Geschwüren verursachte Beschwerden lindern. Versuchen Sie den Kohl-Cocktail (Seite 78) oder den Bahnbrecher (Seite 93).

Nierensteine. Mit Preiselbeersaft vermischte Säfte fördern die Ausscheidung von Giftstoffen aus dem Körper und beleben die Nierenfunktion. Wassermelonensaft weist eine ausgezeichnete reinigende Wirkung auf. Ich empfehle den Kap Codder (Seite 51) und den Entschlackungs-Saft (Seite 80).

Osteoporose. Gemüsesäfte im allgemeinen stellen eine ausgezeichnete Quelle für Calcium dar, das das Auftreten von

Osteoporose verzögern oder vermeiden hilft. Versuchen Sie einen der als ›Calciumdrinks‹ bezeichneten Säfte. Ich lege Ihnen insbesondere nahe, viel Spitzkohl- oder Broccolisaft, gemischt mit Karottensaft, zu trinken. Woher beziehen die Kühe ihr Calcium? Aus Grünpflanzen – selbstverständlich!

Prostataprobleme. Preiselbeersaft fördert das Ausschwemmen von Purinen, Harnsäure und Giftstoffen aus der Blase, den Nieren, den Hoden und der Prostata – das bedeutet letztlich eine gesündere Prostata und ein vermindertes Risiko für Prostatakrebs. Wassermelonensaft (Seite 56) ist ebenfalls gut für eine gesunde Prostata.

Gesundheits- und Schönheitstips

Wir alle wollen besser aussehen. Und ich glaube, daß Sie sich besser fühlen und gesünder sein können, wenn Sie Säfte in Ihre tägliche Ernährung einbeziehen – und eine erfreuliche Nebenerscheinung ist ein besseres Aussehen! Darüber hinaus verzögern oder helfen bestimmte Säfte und Nährstoffe bei bestimmten kosmetischen Problemen, wie trockenem oder ausdünnendem Haar, oder roten, entzündeten Augen. Frische Säfte begünstigen zudem eine gesund aussehende, geschmeidige Haut, glänzende Haare und starke Nägel.

Alterserscheinungen. Um äußerliche Alterserscheinungen hinauszuzögern und um von innen heraus ein besseres Wohlgefühl entstehen zu lassen, trinken Sie eine große Bandbreite verschiedener Säfte, einschließlich viel Selleriesaft, Wassermelonensaft und Karottensaft mit Petersilie.

Entzündete Augen. Rotentzündete oder müde Augen lassen Sie um Jahre gealtert aussehen. Versuchen Sie als Gegenmittel

Säfte, die viel Blattgrün und Karotten enthalten, wie den Augenverschönerungssaft (Seite 90).

Haarverlust. Versuchen Sie Säfte mit Gurke, wie Jays Tomaten-Cocktail (Seite 94) und den Entschlackungs-Saft (Seite 80). Probieren Sie auch den Haarwuchs-Tonic (Seite 92).

Lebloses Haar. Das in Aprikosen, Paprika und Grüngemüse (Kohl und Petersilie) enthaltene Silicium ist maßgeblich für glänzendes Haar. Versuchen Sie den Paprika-Ringer (Seite 100), den Hautreiniger (Seite 103) und den Haarwuchs-Tonic (Seite 92).

Rauhe, alternde Haut. Jeder Saft mit Aprikosen begünstigt eine weiche, elastische Haut. Versuchen Sie den Aprikosen-Ambrosia (Seite 48). Auch der Samtige-Haut-Cocktail (Seite 102) ist vorzüglich, und auch die Mischung von Süßkartoffelsaft mit Karottensaft (Seite 102) ist von spürbarem Wert für Ihre Haut.

Schwache Nägel. Für starke Nägel, die nicht brechen oder einreißen, versuchen Sie den Nagelverschönerungs-Saft (Seite 97) und den Nägelkräftiger (Seite 81) sowie jeden gurkenhaltigen Saft.

Verhärmte Haut. Der hohe Siliciumgehalt wandelt Gemüse, wie Paprika, Broccoli, Kohl und Blattgrün, zu natürlichen Schönheitsmitteln für eine gesunde Haut. Versuchen Sie den Hautreiniger (Seite 103). Karotten, Ingwer und Gurken sind auch geeignet. Probieren Sie den Samtige-Haut-Cocktail (Seite 102) und den Entschlackungs-Saft (Seite 80).

Vorzeitiges Ergrauen der Haare. Grämen Sie sich, weil Ihr Haar zu früh ergraut? Nehmen Sie den Haarkräftiger (Seite 91) in Ihren täglichen Diätplan auf.

8

Saftkuren als neue Lebensform

Wenn Sie sich entschließen, frisch ausgepreßte Säfte in Ihre Ernährung einzubeziehen, so ist das eine Sache; wie Sie das im einzelnen praktisch bewerkstelligen, eine andere. Glücklicherweise fällt es leicht, etwas Obst und Gemüse zu kaufen, in Stücke zu schneiden, in den Entsafter zu geben und das Ergebnis zu trinken. Trinken Sie ein Glas frischen Saft am Morgen statt Kaffee, und am Abend statt Bier oder Wein. Wenn Sie zu Hause arbeiten, pressen Sie sich am Nachmittag als gesunde Zwischenmahlzeit ein Glas Saft aus. Bald werden Sie feststellen, daß Sie morgens und abends saftkuren, und sich überlegen, ob Sie eine eisgekühlte Thermoskanne mit in die Arbeit nehmen (Seite 231 für weitere Informationen über die Mitnahme von frischen Säften in die Arbeit). An Wochenenden und in den Ferien, wenn Sie sich daheim beschäftigen können, wird es Ihnen schnell zur angenehmen Gewohnheit werden, mehr als ein oder zwei Gläser Saft zu trinken. Wenn Sie ein-, zwei-, drei- oder mehrmals täglich frischen Saft auspressen, befinden Sie sich auf dem Weg zu einer besseren Gesundheit. Sobald Sie die Vorzüge des Saftkurens erkennen, werden Sie sich wohler fühlen und wahrscheinlich auch viele Schmerzen, Beschwerden und andere Leiden vermeiden können, mit denen sich Ihre Freunde und Bekannten herumplagen.

Ich weiß, daß es viele Arten von Ernährungsweisen gibt, aber, so wie ich es sehe, lassen diese sich einer der folgenden vier Kategorien zuordnen:

1. Befürworter des Fleisch- und Geflügelkonsums;
2. Vegetarier, einschließlich Fisch und Milcherzeugnisse;
3. strikte Vegetarier, auch als Veganer bekannt;
4. Rohköstler, wie Linda und ich, die weniger als 20% unserer Nahrung gekocht essen.

Offensichtlich gibt es daneben noch weitere ernährungsbezogene Anschauungen und Philosophien; ich hoffe aber, daß jeder – ungeachtet seiner Ernährungsform – die in diesem Buch enthaltenen Informationen gemäß seiner Bedürfnisse und Anschauungen verwenden kann.

Meine Meinung gründet sich auf die Empfehlung, so viel Rohkost wie möglich zu essen. Wenn ich gekochte Nahrung zu mir nehme, dann in Form von Reis, Kartoffeln, Getreide, Gemüse oder Teigwaren. Ich esse kein Fleisch, keine Milchprodukte, keinen Zucker, trinke keinen Kaffee – und ich fühle mich großartig.

Entscheiden Sie selbst

Viele Leser, die sich gesünder ernähren wollen, glauben am Anfang vielleicht, daß sie wenig Interesse an einer Ernährungsweise finden können, die so extrem wie die meine ist. Diesen Menschen lege ich das Ziel nahe, 50% Rohkost zu verzehren. Das mag sich zunächst viel anhören, und es kann vielleicht auch einige Zeit erfordern, bis Sie dieses Ziel erreichen – aber vertrauen Sie mir: es wird sich schnell als vernünftig herausstellen. Wenn Sie in diese 50% noch drei bis vier Gläser Saft einschließen, stellen Sie schnell fest, daß Sie auf einmal wie von selbst 60, 70 oder 80% Rohkost aufnehmen. Warum? Weil Sie sich so gesund fühlen werden, so voller Energie und neuer Lebenskraft, daß Sie ein Glas Karottensaft eher anspricht als ein Eisbecher oder ein Cheeseburger.

Anstelle Ihrer gewöhnlichen Kost beginnen Sie damit, Rohkostsalate, ganze Früchte, Keimlinge, Getreide, wie braunen Reis und Weizenschrot, Hülsenfrüchte, wie Bohnen und Linsen, Teigwaren und Getreideerzeugnisse, wie Vollkornhaferflocken und Granola (ungeschälter Hafer ohne zugesetzten Zucker) zu essen.

Dennoch können Sie sich zwischendurch auch anderer Nahrungsmittel erfreuen, solange Sie regelmäßig Säfte und Rohkost zu sich nehmen. Stellen wir uns der Tatsache, daß es in der Hektik unserer Zeit manchmal schwerfällt, sich gesund zu ernähren. Wie oft ertappen wir uns dabei, wie wir zwischen Tür und Angel oder unterwegs schnell etwas in uns hineinschlingen? Wie oft treffen wir uns mit einem Freund oder Kollegen auf einen Drink oder eine Tasse Kaffee? Oder werden von einem Hungeranfall geplagt, während wir auf eine verspätete S-Bahn warten?

Obwohl es kreative Möglichkeiten gibt, auch unter solchen Umständen eine gesunde Ernährung einzuhalten, ist dies eben nicht immer möglich, und Sie entschließen sich vielleicht für einen Joghurt, eine Tüte Kracker, eine Käsesemmel oder eine schnelle Pizza. Selbst nach diesen manchmal unvermeidlichen Seitentritten können Sie sich, sobald Sie nach Hause kommen, einen Saft auspressen und somit eine ausgezeichnete Gesundheit beibehalten.

Auch kann es der Fall sein, daß Sie beispielsweise Entenbraten oder Käseomeletts lieben, und die Vorstellung, diese Speisen aufgeben zu müssen, ist für Sie undenkbar. Weil ich glaube, daß Sie sich besser fühlen, gesünder leben und nach kurzer Zeit diese Art von Ernährung nicht im geringsten vermissen würden, baue ich auf den Wert des Saftkurens und steigender Mengen von Rohkost in Ihrem Speiseplan, aber auf die Art und Weise, wie es sich am besten in Ihren Lebensstil einfügen und mit Ihren persönlichen Überzeugungen in Einklang bringen läßt.

Niemand (nicht einmal ich!) ist in der Lage, genügend Rohkost zu essen, um den Körper richtig und vollkommen zu ernähren. Ernährungswissenschaftler schätzen, daß wir jeden Tag etwa 15 Pfund ungekochter Pflanzen essen müßten, um die Bedürfnisse des Körpers zu decken. Nur zu gut, daß wir saftkuren können!

Die nährstoffreichen Säfte versorgen unsere Zellen mit allem, was sie benötigen, um gesund und funktionsfähig zu bleiben. Sie reinigen unseren Organismus und sorgen für einen regelmäßigen Stuhlgang. Sie stärken unsere Knochen, verschönern unser Haar und fördern ein gesundes Herz. Bereits ein oder zwei Gläser täglich richten eine Menge aus. Und wenn Sie mehr trinken? Um so besser.

Trinken Sie jeden Tag frischen Saft

Ich versuche nicht, Ihnen eine absonderliche Diät schmackhaft zu machen. Ich werde Ihnen auch nicht im einzelnen aufzählen, was Sie essen sollen und was nicht. Ich biete Ihnen keine speziellen Menüpläne an und stelle Ihnen sehr wenige Regeln auf. Was ich Ihnen anbiete, ist ein vernünftiger, schmackhafter und nährstoffreicher Weg zu einem energievolleren, gesünderen und glücklicheren Leben.

Mit diesem Wissen vorab lernen Sie eine Ernährungsweise kennen, in der sechs Gläser Saft täglich inbegriffen sind, wovon mindestens eines reiner Karottensaft ist oder Karottensaft enthält. Der süße, köstliche Karottensaft läßt sich hervorragend mit einer bunten Palette von Obst und anderem Gemüse mischen, was aber noch wichtiger ist, er versorgt Ihren Körper mit einem wertvollen Spektrum von lebenswichtigen Nährstoffen, einschließlich den so wichtigen Betacarotinoiden. Vier dieser sechs täglichen Gläser Saft sollten verschiedene Gemüsesäfte sein (die sich leicht mit Karottensaft mischen lassen!) und die restlichen zwei Fruchtsäfte, also im Verhältnis 2:1. Und denken Sie daran, von einigen wenigen Ausnahmen abgesehen, Gemüse- und Obstsäfte sollten nicht miteinander gemischt werden. Beide spielen ihre eigene Rolle im Stoffwechselgeschehen, und wenn Sie die natürlichen Öle im Gemüse mit den Fruchtsäuren im Obst zusammenbringen, ist es so, als ob Sie Wasser und Öl mischen wollten. Das könnte zu Verdauungsbeschwerden und sogar Übelkeit führen. Die herausragenden Ausnahmen, wie Sie zweifelsohne jetzt schon wissen, sind Karottensaft und Apfelsaft.

Ich trinke jeden Tag mindestens zwei Liter (acht Gläser) frisch ausgepreßten Saft, was allerdings mehr ist, als ich einem Anfänger empfehlen würde. Beginnen Sie langsam mit zwei oder drei Gläsern à 0,2 Liter täglich und steigern Sie diese Menge langsam auf sechs oder mehr Gläser. Versuchen Sie das Verhältnis 2:1 einzuhalten. Vielleicht beginnen Sie morgens mit einem Glas sämigem Orangen- oder Ananassaft, trinken ein Glas Karotten-Apfel-Saft oder Karotten-Sellerie-Saft zu Mittag und einen weiteren Gemüsesaft zum Abendessen. Wenn Sie nach einigen Tagen oder einer Woche am Spätvormittag und auch am Spätnachmittag oder in den frühen Abendstunden einen Gemüsesaft zusätzlich zu sich nehmen, einen beruhigenden Fruchtsaft vor dem Zubettgehen, haben Sie es schon geschafft! Das sind sechs Gläser am Tag. Ohne große Mühe, nicht wahr? Und sie sind köstlich.

Was Sie essen

Zusätzlich zum Saftkuren können Sie Ihren Tag mit Getreideerzeugnissen aus Vollkorn, wie Vollkornhaferflocken, ungezuckertes Müsli und frisches Obst, beginnen. Essen Sie vormittags als Zwischenmahlzeit etwas getrocknetes Obst oder Nüsse und zum Mittagessen eine großzügige Schüssel mit Salat und fettarmem Joghurt, Tahini oder Obstessig als Dressing. Sie können zum Mittagessen auch braunen Reis mit Gemüse zu sich nehmen, oder Teigwaren mit nur knackig angedünstetem Gemüse oder mit Tomatensauce aus frisch geernteten Tomaten. Bis zum Abendessen naschen Sie Früchte oder mehrere Handvoll Keimlinge, und nach einem Glas Karotten- oder einem anderen Gemüsesaft essen Sie eine kleine Portion Reis oder Teigwaren, leicht gewürzte Bohnen oder eine Gemüsesuppe.

Essen Sie unter der Woche auch Nüsse und Samen wegen des guten Geschmacks, des kernigen Bisses und wegen der benötigten Fette und Öle. Andere Fette, wie Walnuß- oder Olivenöl, sind in kleinen Mengen wertvoll. Schließlich benötigen Sie auch leicht verdauliches, eiweißreiches Tofu in Ihrer Ernährung. Es ist außerordentlich wichtig, genügend Eiweiß aufzunehmen. Wenn Sie Fisch essen wollen, bereiten Sie sich den frischesten zu, den Sie finden können und dämpfen, backen oder kochen ihn, um den Zusatz von Bratölen zu vermeiden.

Ich rate Ihnen, morgens und frühnachmittags am meisten zu essen, und abends nur noch sehr wenig zu verzehren. Wenn möglich, essen Sie drei, vier oder fünf kleinere Mahlzeiten am Tag. Ich kaue ständig etwas in meinem Mund, dann aber immer nur eine Art von Nahrungsmittel. Selten habe ich mich in den letzten 45 Jahren für eine Mahlzeit mit fünf oder sechs verschiedenen Beilagen hingesetzt. Ich ziehe es vor, das Nebeneinander von verschiedenen Enzymen im Verdauungstrakt zu vermeiden, die sich mit vielen unterschiedlichen Nahrungsmitteln befassen müssen. Ich glaube, Sie könnten sagen, ich esse wie ein Tier: immer nur eine Art von Nahrungsmittel auf einmal.

Wie schon gesagt, beginnen Sie Ihren Tag mit einem frisch ausgepreßten Fruchtsaft und beenden Sie ihn mit einem besänftigenden Abendtonic, wie Apfel-Birnen- oder Karotten-Apfel-Saft. Wenn Sie abends vor dem Zubettgehen oder vor dem Fernseher noch hungrig sein sollten, essen Sie Obst – Obst ist leicht und schnell verdaulich. Bitte greifen Sie nicht nach einer Tüte Chips oder einer Packung Eiscreme. Einen der größten Fehler, die wir begehen können, ist, große Mengen von schwerverdaulichen Nahrungsprodukten zu später Stunde zu essen. Während des Schlafes sollte der Organismus unbehindert Zeit zur Verjüngung, Entgiftung, Reinigung und Regeneration finden können. Wenn nun aber ein Großteil dieser dazu notwendigen Energie vom Verdauungssystem monopolistisch beansprucht wird, weil Sie sich am Abend überessen haben, können Sie sich beim Aufwachen seltsam unausgeschlafen fühlen. Was ist geschehen? Ihr Körper versucht Ihnen etwas mitzuteilen!

Saftkuren und gekochte Nahrung

Ich hoffe, daß Sie an dieser Stelle erkennen, daß ich nicht darauf bestehe, gekochte Nahrung aufzugeben. Ich hoffe nur, daß Sie weniger als gewohnt kochen, und vielleicht im Laufe der kommenden Monate und Jahre feststellen, wie Sie sich kaum noch auf den Herd und Ofen verlassen. Aber für viele Menschen stellt das Kochen einen wesentlichen und angenehmen Teil des Lebens dar.

Wenn Sie gekochte Nahrung essen, denken Sie bitte an eines: Trinken Sie Gemüsesaft zusammen mit der Mahlzeit. Ich meine damit nicht eingedosten Gemüsesaft. Ich spreche von frisch gepreßtem Karotten-Sellerie-Saft oder jedem anderen Saft aus einer beliebigen Kombination von Gemüse (siehe die Rezepte beginnend mit Seite 76). Kauen Sie beim Essen jeden Bissen gut durch und nehmen danach einen Schluck Saft – indem Sie ihn in Ihrem Mund umherschwenken, bis er sich warm anfühlt und süßlich schmeckt; das aktiviert die

Verdauungsenzyme im Speichel. Die lebendigen Bestandteile im Saft liefern dem Körper extra Enzyme zur Unterstützung der Verdauung und besseren Nährstoffverwertung.

Wenn Sie kochen, erhitzen Sie wenn möglich das Essen nur leicht, bis es warm ist. Wenn Sie eine Überhitzung der Mahlzeit vermeiden, töten Sie die hilfreichen Enzyme nicht ab. Das ist natürlich nicht immer möglich. Fleisch und Geflügel muß durchgekocht werden; roher Fisch kann schädliche Parasiten aufweisen; rohe oder halbweiche Eier können mit Salmonellen verseucht sein; eine halbgebackene Kartoffel schmeckt nicht; und niemand liebt halbfertige Nudeln oder Reis. Die meisten Gemüsesorten jedoch müssen nur kurz erhitzt werden. Geschrotetes Getreide geht bereits beim Einweichen auf und muß nicht lange gekocht werden.

Wenn Sie gebackene Kartoffeln oder einen Teller dampfender Suppe essen, streuen Sie reichlich kleingehackte rohe Zwiebeln darüber. Die Zwiebeln tragen zur Geschmacksanreicherung bei und stellen wenigstens etwas Rohkost dar.

Nahrungsmittel, die Sie vermeiden sollten

Ich gebe offen zu, daß ich diesen Abschnitt lieber ›Nahrungsmittel, die Sie gänzlich ausschließen sollten‹ überschreiben möchte, aber ich bin realistisch und respektiere Ihre ganz persönlichen Vorlieben und Vorurteile, und schlage daher nur vor, daß Sie die folgenden Nahrungsmittel einschränken sollten.

Wir sind alle mit bestimmten Nahrungsmitteln aufgewachsen, die in der Familientradition eine wichtige Rolle spielen oder die wir besonders bevorzugen und die uns besonders schmecken. Ob ich auf den Gänsebraten mit Knödeln an Festtagen, wie Weihnachten, verzichte? Darauf können Sie wetten, aber das bedeutet nicht, daß ich das gleiche auch von allen anderen erwarte. Ob ich mich nach einer Tasse heißer

Schokolade nach einem Tag auf den Skiern sehne? Nein, keineswegs; ich wärme mich mit einer Tasse Kräutertee auf, aber gönnen Sie sich ruhig Ihren heißen Kakao, auf den Sie sich schon bei der letzten Abfahrt freuen. Ich hoffe nur, daß Sie es in Maßen genießen.

Es folgt nun eine Zusammenstellung von Nahrungsmitteln, die ich nur sparsam, wenn überhaupt, zu verwenden rate. Auf den ersten Blick scheint diese Liste jeden kulinarischen Genuß auf diesem Planeten zu bieten und Sie mit Gefühlen der Einschränkung zu überwältigen. Aber das ist nicht der Fall. Es handelt sich vielmehr um Nahrungsmittel, die ich aus vernünftigen, ernährungsbezogenen Gründen ablehne, und wenn Sie Ihren Verbrauch dieser Nahrungsmittel einschränken und Ihre Ernährung mit köstlich frischen Säften, knackigen Salaten, natürlich süßen Früchten und Vollkorngetreide ergänzen, verspreche ich Ihnen, daß Sie sich nicht nur besser fühlen, sondern auch gesünder aussehen und sein werden. Wiederum, ich bestehe nicht darauf, daß Sie die folgenden Nahrungsmittel aus Ihrer Küche und Ihrem Leben verbannen – nur darauf, daß Sie sich darüber Gedanken machen, was Sie wie oft und warum in Ihren Mund nehmen.

Alkohol. Alkohol enthält viele Kalorien und Zucker. Der Nährwert ist nur theoretisch gegeben, der körperliche und geistige Schaden dagegen tatsächlich. Alkohol ist nicht nur ursächlich verantwortlich für Leber- und Herzerkrankungen, hohen Blutdruck und hohen Cholesterinspiegel, er ist auch auf gefährliche Weise suchterzeugend.

Die Abhängigkeit und das Suchtverhalten wieder aufzugeben fällt sehr schwer und gelingt häufig nur nach vielen Mühen und körperlichen Folgen. Ich rate jedem eindringlich, vom Alkoholkonsum Abstand zu nehmen, und wenn Sie es nicht können oder wollen, dann trinken Sie nur kleinste Mengen. Versuchen Sie nach einem stressigen Tagesgeschehen, Karotten-Apfel-Saft oder Karotten-Sellerie-Saft zu trinken. Diese Säfte helfen Ihnen, sich zu entspannen und auch Energie zu tanken.

Alle verarbeiteten und abgepackten Nahrungsmittel. Im Namen des Fortschritts haben wir unsere Nahrungsmittel mit Zusatzstoffen und Chemikalien verändert, denaturiert und devitalisiert. Das bedeutet, daß wir eigentlich mehr essen müßten, um die Bedürfnisse unseres Körpers nach Nährstoffen zu befriedigen. Die Verarbeitungstechnologien sind meist darauf abgezielt, die Verweildauer der Nahrungsmittel auf den Regalen erhöhen zu können und sie damit praktisch unzerstörbar zu machen. Das ist großartig – wenn Sie in einem von Dürre geplagten Land ohne andere verfügbare Nahrungsmittel dem Hunger nahe sind. Glücklicherweise ist das bei uns in der westlichen Hemisphäre nicht der Fall. Wir sind mit einem Überfluß und einer Vielfalt frischer Lebensmittel gesegnet, aus denen wir ein optimales Maß an Vitaminen und Mineralstoffen aufnehmen können, damit wir uns guter Gesundheit und guten Wohlbefindens erfreuen können. Warum sollten wir das nicht nutzen?

Brauner Zucker und Honig. Brauner Zucker ist nicht viel besser als weißer Zucker. Beide liefern nur leere Kalorien mit sehr geringem Nährwert. Wie Zucker, ist auch Honig ein Süßmittel, das größtenteils unnötig ist, wenn Ihre Ernährung reich an natürlich süßen Früchten ist. Verwenden Sie jedoch Honig, wenn Sie Ihren Kräutertee süßen wollen. Ich bevorzuge kalt geschleuderten Imkerhonig. Manchmal verwende ich auch Ahornsirup als Süßmittel.

Coffein. Sowohl Kaffee wie schwarzer Tee enthalten Coffein und können gesundheitliche Probleme verursachen. Eine Ausnahme bildet milder, coffeinfreier Kräutertee. Coffein ist auch in Colagetränken, Schmerzmitteln (lesen Sie die Inhaltsangaben und Beipackzettel) und, in kleinen Mengen, auch in

Schokolade. Die Tanninsäure im Kaffee trägt zu Verstopfung bei. Auf der anderen Seite wirkt Coffein diuretisch; dadurch werden wertvolle Nährstoffe aus dem Körper geschwemmt, noch bevor sie richtig aufgenommen wurden, und dem Körper wird notwendige Flüssigkeit entzogen. Coffein erzeugt Abhängigkeit und kann Kopfschmerzen, Übelkeit, Schlaflosigkeit und nervöse Reizbarkeit hervorrufen. Die gleichen Symptome können als Entzugserscheinungen auftreten, verschwinden aber nach wenigen Tagen. Coffein steht auch in Zusammenhang mit dem prämenstruellen Syndrom und hohem Cholesterinspiegel. Kaffee verstärkt die Symptome von Magengeschwüren, weil er als Säurelocker wirkt. Ich beginne jeden Tag mit einem frisch ausgepreßten Fruchtsaft, einem schnellen und gesunden Energiespender. Versuchen Sie es, es wird Ihnen gefallen.

Eier. Seit vielen Jahren schon warnt die Amerikanische Medizinerschaft Patienten mit hohem Cholesterinspiegel oder Herzerkrankungen vor dem gefährlichen Verzehr von Eiern. Die Dotter sind fettreich, und auch wenn Eier den Körper mit Eiweiß versorgen, so ist es doch einfacher, den Eiweißbedarf aus anderen Quellen zu decken. Darüber hinaus wird in der Populärpresse seit Jahren über Salmonellen in Eiern berichtet, das sind krankheitsverursachende Bakterien, die Symptome wie grippeartige Beschwerden, chronische Schmerzen, Übelkeit und Erbrechen hervorrufen. Eier und damit hergestellte Mahlzeiten müssen über 110° C erhitzt werden, damit sie sicher gegessen werden können.

Fleisch. Wenn wir Fleisch essen, führen wir unserem Körper Nährstoffe aus zweiter Hand zu. Damit meine ich, daß wir die Vitamine und Mineralstoffe aus den Pflanzen aufnehmen, die das jeweilige Tier zu seinen Lebzeiten gefressen hat. Diese Nährstoffe halfen dem Tier beim Aufbau starker Muskeln und Gewebe. Diese Nährstoffe können das gleiche bei uns auch bewirken, aber warum sollen wir warten, bis sie den Umweg durch das Fleisch eines Tieres nehmen und verarbeitet werden – Fleisch, das häufig vollgepumpt ist mit Hormonen und Antibiotika? Wir können die Nährstoffe direkt und wirkungsvoller aufnehmen, wenn wir pflanzliche Nahrung entweder als Saft oder anders zu uns nehmen. Darüber hinaus steht der Verzehr von rotem Fleisch in direktem Zusammenhang mit Herzerkrankungen, hohem Cholesterinspiegel und Dickdarm- und Prostatakrebs. Sowohl die etablierte Medizinerschaft wie die Gesundheitsbehörden sagen übereinstimmend, daß wir weniger Fleisch essen sollen. Ich meine, wir sollten nicht nur weniger rotes Fleisch essen, sondern auch weniger Geflügel, das oft mit Salmonellen verseucht und ebenfalls mit Antibiotika und Hormonen belastet ist.

Gebratene und frittierte Nahrungsmittel. Zubereitungsbedingt triefen gebratene und frittierte Nahrungsmittel von Fett. Es ist unmöglich, etwas zu frittieren und auf Fett, wie Öl, Butter, Schmalz, zu verzichten. Unter extremer Hitze, um die Poren des Bratgutes zu verschließen, bildet sich eine knusprige Oberfläche, die viele an Gebratenem und Frittiertem so lieben. Unglücklicherweise saugt das Bratgut nicht nur Fett auf, sondern es schwimmt häufig geradezu darin, so daß die äußere Schicht fett und ölig wird. Wenn Sie wirklich Gebratenes und Frittiertes lieben, versuchen Sie es mit Schmoren oder Grillen, und mit keinem oder nur wenig Fett. Wenn Sie darauf bestehen, Gebratenes und Frittiertes zu essen, achten Sie ganz besonders darauf, daß das Bratfett heiß genug ist, um das Brat- und/oder Frittiergut schnell zu verschließen. Dadurch wird das Eindringen von Fett in das Nahrungsmittel unterbunden. Soyaöl und Maisöl sind die besten Öle, die Sie zum Frittieren verwenden können. Achten Sie auch darauf, einmal erhitztes Öl nicht aufzuheben und wiederzuverwenden. Der beste Rat ist, Gebratenes und Frittiertes wann immer möglich zu vermeiden.

Gekochtes Gemüse und eingemachtes Obst. Wenn Sie Gemüse oder Obst kochen, zerstören Sie viele der lebenden Zellen in diesen nahrhaften Pflanzen. Wenn Sie gekochte Nahrung essen, nehmen Sie nur einen Bruchteil der Vitamine und Mineralstoffe auf, die Sie erhalten könnten, wenn Sie sie als Rohkost verzehren würden. Viele Nährstoffe gehen in das Kochwasser über oder verdampfen mit der Feuchtigkeit, die in den Nahrungsmitteln naturgemäß enthalten ist. Natürlich schaden Ihnen gekochte Nahrungsmittel nicht, aber sie enthalten nicht annähernd den gleichen Nährwert wie Rohkost aus Obst und Gemüse.

Milchprodukte. Alle Säugetiere verlassen sich in den ersten Lebenstagen auf die Muttermilch als Nahrungsquelle, und beim Menschen verhält es sich nicht anders. Wenn wir älter werden, sind wir das einzige Säugetier, das fortfährt, Milch zu trinken und Käse und Joghurt zu essen. Persönlich empfehle ich keine Milchprodukte für abgestillte Kinder und halte sie auch für Erwachsene nicht notwendig. Die Schleimbildung durch den Verzehr verarbeiteter Milchprodukte verzögert oder hemmt die Verdauung. Der hohe Anteil tierischer Fette in den meisten Milchprodukten fördert eine Reihe von Krankheiten, einschließlich Herzerkrankungen und bestimmte Formen von Krebs. Wenn Sie Milchprodukte verzehren müssen, achten Sie darauf, daß sie fettfrei oder fettarm sind, und trinken Sie nur fettarme Milch. Ziegenmilch weist eine kleinere Molekülstruktur auf und ist leichter verdaulich als Kuhmilch. Soyamilch und Mandelmilch sind ein guter Ersatz für sowohl Kuh- wie Ziegenmilch und in den meisten Naturkostläden erhältlich. (Wir ziehen Mandelmilch vor.) Verwenden Sie diese Erzeugnisse in Rezepten oder für Müslis; Ihre Familie wird diese bald nicht mehr missen wollen.

Salz. Salz kommt natürlich als Mineral vor. Weil es aber in solchem Überfluß auf der Welt vorhanden ist, findet es sich auch reichlich als organisches Natriumchlorid in vielen Gemüsen. Doch Spuren davon sind alles, was Sie für Ihre Gesundheit benötigen. Es gibt keine Veranlassung, Tafelsalz Ihrer Nahrung zuzufügen, wenn Sie einer ausgewogenen vegetarischen Ernährung folgen. Tatsächlich kann Salz zu hohem Blutdruck und Herzerkrankungen führen. Es fördert die Ansammlung von Flüssigkeiten im Körper, wodurch man sich vollgeschwemmt fühlt. Wir verlieren bei körperlicher Bewegung Salz, aber wenn Sie nach anstrengender körperlicher Betätigung einen selleriehaltigen Saft trinken, können Sie leicht das vom Körper benötigte Natrium ersetzen.

Schokolade. Wenn Sie reine, ungesüßte Schokoladenmasse erhalten könnten, wäre der Verzehr von Schokolade nicht so schlimm. Schokoladenmasse ist jedoch nicht das, worauf wir uns beziehen, wenn wir von abgepackter Schokolade sprechen. Schokolade, so wie wir sie kennen, ist mit Zucker gesüßte und mit Kakaobutter oder Pflanzenfetten emulgierte Schokoladenmasse. Manchmal wird Schokolade mit Milchpulver zur Herstellung von Milchschokolade versetzt. Schokolade bietet kaum Nährwert – nur Zucker und Fett und etwas Coffein.

Wasser. Ich übertreibe nicht, wenn ich sage, daß ich in den vergangenen fünfzig Jahren kein einziges Glas Leitungswasser getrunken habe. Damit meine ich, daß ich keinen Wasserhahn aufgedreht habe und mir ein Glas Wasser abgefüllt habe. Statt dessen beziehe ich fast alles Wasser, das ich benötige, aus Säften und Rohkost von Obst und Gemüse: reines, unverändertes, natürliches Wasser, das von lebenden Zellen lebendiger Pflanzen aus dem Boden gefiltert wurde. Wenn ich Wasser trinke, trinke ich destilliertes Wasser oder Mineralwasser. Ich empfehle Ihnen das gleiche, oder kaufen Sie sich einen Wasserfilter guter Qualität für Ihre Küche.

Meiner Meinung nach ist Wasser aus den öffentlichen Versorgungssystemen häufig nicht mehr für den menschlichen Genuß tauglich. Es ist zu sehr mit Chemikalien behandelt, die Ihre Gesundheit gefährden können. Darüber hinaus kann ein gewisser Prozentsatz an Blei aus alten Versorgungsrohren und Lötstellen in Ihr Leitungswasser gelangen, was zu einer potentiell gefährlichen Situation führen kann. Verwenden Sie Leitungswasser nur zum Baden, Geschirrspülen und Kleiderwaschen. Zum Kochen und zur Zubereitung von Kräutertee empfehle ich Ihnen dampfdestilliertes Wasser. Wenn Sie über den Mangel an Mineralstoffen in destilliertem Wasser beunruhigt sind, seien Sie versichert, daß Sie durch das Entsaften genügend Mineralstoffe aufnehmen.

Weißzucker und Weißmehl. Weißer Zucker ist so ausraffiniert, daß jede Spur der ursprünglichen Pflanze verschwunden ist und süße Kristalle mit nur geringem Nährwert zurückbleiben. Ein Teelöffel Weißzucker enthält etwa sechzehn Kalorien und weiter nichts. Meist wird er allen Sorten von fettüberladenen Kreationen zugefügt, damit diese überhaupt genießbar sind. Weißes Mehl ist weißem Zucker insofern ähnlich, als beim Mahlvorgang die Keimanlage, Hülle und Kleie entfernt werden und nur ein weißes Pulver zurückbleibt. Weißmehl ergibt zwar ein zartes Biskuit, aber ich empfehle, daß Sie Vollkornmehl zum Backen verwenden, das wenigstens einen gewissen Nährwert aufweist.

Sie werden bestimmt feststellen, daß Sie sich nach einigen Tagen oder Wochen ohne oder mit nur wenig Zucker, Salz, Coffein und Fleisch besser fühlen und besser aussehen werden. Ihr Verlangen nach solchen Nahrungsmitteln wird sich größtenteils verlieren. Ihr Organismus ist gereinigt und verlangt nun nach frischer Vollwertkost; Ihr Appetit sehnt sich nach einem süßen, reinen Saft. Sie werden wahrscheinlich nun die Gemüse- und Obstabteilung Ihrer Einkaufsstätte mit neuen Augen betrachten, und geistig schon Säfte zusammenbrauen, während Sie noch die Auslagen betrachten. Dabei handelt es sich um eine gesunde, natürliche Ernährungsweise: sie vermittelt Ihnen neue Lebenskraft und einen Sinn für kulinarische Abenteuer, das sich um so mehr steigert, je mehr Sie die Vorzüge des Wohlbefindens und guten Aussehens durch Saftkuren erkennen.

Die Bedeutung körperlicher Betätigung

Es ist eine Tatsache, liebe Leser, daß sich Ihr Körper abbaut, ungeachtet wie viele Gläser Karottensaft Sie täglich auch trinken mögen, selbst wenn Sie sich bemühen, gesund zu essen, wenn Sie sich nicht aufraffen und viel bewegen. Befragt nach dem Geheimnis seines langen Lebens, antwortete George Burns einmal, daß er jeden Morgen früh aufstehe. Dem pflichte ich bei.

Stehen Sie früh auf, gehen Sie an die frische Luft und bewegen Sie sich.

Wenn Sie können, unternehmen Sie einen flotten Spaziergang, fahren Sie Fahrrad, schwimmen Sie. Selbst wenn Sie nicht schwimmen können, hängen Sie sich an die Seite eines Schwimmbeckens und stoßen Sie mit Ihren Beinen in das Wasser, oder joggen Sie in hüfttiefem Wasser. Versuchen Sie mindestens zwanzig Minuten täglich Sport zu treiben. Ihr Herz dankt Ihnen diese Belastungsübungen. Wenn Sie körperlich dazu in der Lage sind, steigern Sie Ihre Leistungen langsam, aber stetig.

Ich bin ein unersättlicher Fußballspieler, und selbst wenn ich auf Reisen bin, versuche ich einen Verein zu finden, wo ich ein oder zwei Spiele mitspielen kann. Zuhause verbringe ich mindestens zwanzig Minuten damit, auf einem Laufband, das ich installiert habe, so schnell wie möglich zu laufen. Ich übe auch täglich an meiner Rudermaschine. Sie müssen nicht so intensiv wie ich Sport treiben – jede Form von körperlicher Betätigung stärkt den Körper, und was fast noch wichtiger ist, sie stimuliert das Herz.

Zur Bedeutung des Fastens

Hin und wieder faste ich einen Tag lang, gewöhnlich einmal die Woche, und selbst dann trinke ich in diesen vierundzwanzig Stunden ein Glas Saft. Ich verwende den Waldorfsalat-Saft (Seite 104) zur Aufrechterhaltung des Natrium-Kalium-Gleichgewichts, das für den Körper so wichtig ist. Während des Fastens verdünne ich den Saft zur Hälfte mit mineralarmem Wasser, damit er bekömmlicher wird.

Warum ich faste? Ich glaube, es reinigt meinen Körper und erfrischt meinen Geist. Das Fasten mit seiner langen und manchmal turbulenten Geschichte wird gegenwärtig in der etablierten Medizinerschaft kontrovers diskutiert. Nichtsdestoweniger fasten viele Menschen. Sicherlich schadet ein Tag ohne feste Nahrung nichts – vorausgesetzt, Sie sind gesund. (Offensichtlich sollten also Diabetiker und Menschen mit einer angegriffenen Gesundheit nicht fasten. Jeder sollte vor dem Fasten seinen Hausarzt um Rat fragen.)

Mein Körper leistet täglich harte Arbeit, sechs Tage die Woche; ich betrachte Fasten als ›Feiertag‹. An diesem Tag reinigt sich der Körper und gleicht sich im wesentlichen aus. Während des Fastens kann der Organismus Leber, Nieren und Blase durchspülen und Giftstoffe ausscheiden. Dieses Ausschwemmen wirkt letztlich erholsam und entspannend. Schon nach nur einem Fastentag und einer guten Nachtruhe wache ich voll neuer Lebenskraft auf und kann mich eine weitere Woche schwungvoll neuen Herausforderungen widmen.

9

Mit Saftkuren Gewicht verlieren

Wenn Sie frischen Saft in Ihre tägliche Ernährung und Lebensweise einbeziehen, verspreche ich Ihnen, daß Sie sich besser fühlen und aussehen – und ungewollte Pfunde verschwinden werden. Warum?

Die Antwort ist einfach. Obst- und Gemüsesäfte sind praktisch fettfrei, weisen kaum Kalorien auf, und während Ihr Körper mit allen notwendigen Nährstoffen versorgt ist, stillen Sie auch Hungergefühle und das Verlangen nach Süßigkeiten. Ein 0,2-Liter-Glas Fruchtsaft enthält etwa 100 Kalorien; ein Glas Gemüsesaft ungefähr die Hälfte.

Wie Sie durch Saftkuren Gewicht verlieren

Der einzig wirksame Weg, Gewicht zu verlieren, besteht darin, weniger als gewohnt zu essen und die Art der Nahrungsmittel, die Sie zu sich nehmen, zu verändern. Mit anderen Worten, Sie müssen Ihre Eßgewohnheiten umstellen. Mit einem Entsafter in Ihrer Küche und frischem Obst und Gemüse im Kühlschrank ist das allerdings ein Kinderspiel. Wie vor jeder Diät zur Gewichtsreduzierung sollten Sie Ihren

Hausarzt konsultieren, bevor Sie mit dem Saftkuren zur Gewichtsabnahme beginnen.

Beginnen Sie Ihren Tag mit einem Glas frischem Saft und nehmen dann ein gutes, vollwertiges Frühstück ein. Trinken Sie vormittags und nachmittags jeweils ein Glas Saft, um aufkommende Hungergefühle zu stillen. Trinken Sie Gemüsesäfte zum Mittag- und Abendessen und beschließen den Abend vor dem Zubettgehen mit einem Glas beruhigendem Saft. Kommt Ihnen das bekannt vor? Das sollte es auch, weil es sich um die sechs Gläser Saft handelt, die ich Ihnen im letzten Kapitel empfohlen habe, um einen optimalen Nutzen für Ihre Gesundheit zu erzielen. Diese sechs Gläser, begleitet von leichten, faserstoffreichen und fettarmen Mahlzeiten, versorgen Sie mit den täglich notwendigen Nährstoffen in ausreichendem Maße.

Essen Sie grünen Salat und andere Gemüsesalate, Getreide und Hülsenfrüchte. Sie sind nährstoffreich und enthalten kaum Kalorien und Fett. Nach kurzer Zeit essen Sie wahrscheinlich bereits kleinere Mahlzeiten und, weil Sie sich besser fühlen, ziehen gesunde Vollwertkost ungesunden Schnellimbissen vor. Das Beste aber ist, daß frische Säfte dazu beitragen, ein ausgewogenes Verhältnis von Nährstoffen aufrechtzuerhalten, wenn Sie einmal Ihr gewünschtes Gewicht erreicht haben, so daß Sie nicht in Versuchung kommen, sich den Bauch mit fettüberladenen Speisen vollzuschlagen. Damit vermeiden Sie den Teufelskreis in fast jeder ›Diät‹ der Welt: Die Pfunde, an deren Abbau Sie so hart gearbeitet haben, stellen sich wieder wie von selbst ein.

Warum körperliche Betätigung wichtig ist

Es ist nur dann sinnvoll, mit Hilfe von Säften den Appetit zu zügeln und letztlich abzunehmen, wenn Sie zugleich Sport treiben. Das ist besonders dann wichtig, wenn Sie einen sitzenden Beruf ausüben. In Kapitel 8 habe ich die Bedeutung von körperlicher Betätigung für ein gesundes Herz- und Kreislaufsystem angesprochen. Sie dient zudem als wertvolles und angenehmes Mittel zur Gewichtsreduktion.

Sie haben es bestimmt schon einmal gehört und ich werde Ihnen nichts Neues erzählen können. Der einzige Weg abzunehmen und das Gewicht zu halten, besteht darin, Ihre Eßgewohnheiten zu ändern und regelmäßig Sport zu treiben. Gewöhnen Sie sich daran, jeden Tag mindestens zwanzig Minuten lang spazierenzugehen; besuchen Sie einen Aerobic-Kurs; finden Sie einen Partner, um regelmäßig Squash oder Tennis zu spielen; treten Sie einem Fitneßclub bei; gehen Sie drei- oder viermal die Woche zum Schwimmen; stauben Sie Ihr Fahrrad ab und erkunden neue Wege oder investieren Sie in einen Heimtrainer. Es gibt unzählige Möglichkeiten, Sport in Ihren Lebensrhythmus einzupassen. Die Tatsache bleibt unumwunden bestehen, daß die Entscheidung dazu allein bei Ihnen liegt und Sie die ausgewählte Sportart auch regelmäßig betreiben müssen. Glücklicherweise gewinnen Sie durch Ihre sportliche Betätigung neue Energie, und Sie werden an Ihren Übungen mehr und mehr Freude finden.

Was an der üblichen Ernährung nicht stimmt

Um zu verstehen, warum sich so viele mit überschüssigen Pfunden herumplagen und nicht fähig sind, sie wieder loszuwerden, sollten wir meiner Ansicht nach die durchschnittliche Ernährungsweise der meisten Menschen in der westlichen Hemisphäre untersuchen. Sie ist unpassend, weil sie zuviel gesättigte Fette, Natrium und leere Kalorien enthält.

Zweifellos sind Sie sich darüber im klaren, daß die vier Gruppen von Grundnahrungsmitteln nicht alles darstellen. Schon in der Volksschule hat man uns beigebracht, auf eine ausgewogene Ernährungsweise zu achten, indem wir Nahrungsmittel aus jeder Gruppe zu uns nehmen: (1) Fleisch, Geflügel und Fisch; (2) Milchprodukte und Eier; (3) Früchte und Gemüse; (4) Getreide, Hülsenfrüchte und Nüsse. Die typische Standardkost setzt sich aus Nahrungsmitteln zusammen, die sich zu mehr oder weniger gleichen Teilen auf diese Kategorien beschränken. Die meisten Menschen konzentrieren sich aber leider auf Fleisch und Milchprodukte und vernachlässigen Obst, Gemüse, Getreide und Hülsenfrüchte und äußern sich vielleicht sogar noch abfällig darüber.

Neuerdings ändert sich glücklicherweise diese Einstellung und man ist von verschiedenen Seiten dazu aufgefordert, mehr Obst, Gemüse, Getreide und Hülsenfrüchte zu essen. Auf diese Weise können Sie genügend Nährstoffe, Faserstoffe, essentielle Fettsäuren und Eiweiß aufnehmen – die Bausteine einer gesunden Ernährung.

Die Logik des Saftkurens

Wenn wir großzügig bemessene Mengen an Getreide, Hülsenfrüchten, Gemüse und Obst in unsere Ernährung einbeziehen sollen, ist es offensichtlich, daß uns das Entsaften möglichst vieler dieser Nahrungsmittel den optimalen Nutzen ihres Nährwertes garantiert. Wenn Sie dem beipflichten, werden Sie Ihren Körper automatisch mit einer gesunden, fettarmen Kost versorgen. Die Rohkostsalate, Bohnen, Reis und Teigwaren, die Sie als Ergänzung zum Saftkuren essen und die Ihren Körper mit notwendigen Faserstoffen, Eiweiß und komplexen Kohlenhydraten versorgen, sättigen auf angenehme Weise, ohne dick zu machen.

Nudeln, Reis und gebackene Kartoffeln sind nicht an Ihrer Gewichtszunahme schuld. Es sind vielmehr die Soßen, Butter und saure Sahne, die den Schaden anrichten. Kombinieren Sie Teigwaren und Reis mit angedünstetem Gemüse, frischer Tomatensoße oder mit Essig, Knoblauch, wenig Olivenöl und frischen Kräutern. Geben Sie einen Löffel fettarmen Joghurt, etwas Zitronensaft, gehackte Kräuter oder leicht gegrillte Tomatenscheiben auf die gebackenen Kartoffeln.

Planen Sie Ihre Mahlzeiten so, daß die Säfte im Mittelpunkt stehen. Bald besteht Ihre Ernährung aus angenehm sättigenden Säften, ergänzt durch faserstoff- und kohlenhydratreiche Nahrungsmittel – und Ihr Verlangen nach dickmachenden und süßen Speisen verschwindet weitestgehend.

10 Fragen und Antworten

Viele der hier aufgeführten Fragen habe ich schon an anderer Stelle in diesem Buch besprochen. Weil sie aber so häufig gestellt werden, gehe ich noch einmal zusammenfassend darauf ein. Andere Fragen behandeln Nebenaspekte, auf die ich mich noch nicht bezogen habe, die aber dennoch eine Erwähnung verdienen (F = Frage, A = Antwort).

F: Warum ist Saftkuren so wichtig? Warum soll ich die verwendeten Nahrungsmittel nicht einfach essen?

A: Saftkuren ist für Ihren Körper ernährungsmäßig das Beste, was Sie tun können. Der Körper benötigt etwa eineinhalb Tage, um verzehrte Nahrungsmittel vom Zeitpunkt der Nahrungsaufnahme bis zur Ausscheidung zu verarbeiten. Und selbst wenn der Organismus reibungslos funktioniert, zieht er nur einen Bruchteil des wertvollen Saftes aus den Faserstoffen heraus. Ein hoher Prozentsatz verbleibt in den Faserstoffen, die wieder ausgeschieden werden. Wenn Sie daher Säfte trinken, gehen hoch konzentrierte Nährstoffe sehr schnell in Ihre Blutbahn über, weil Ihr Körper den Saft nicht aus den Faserstoffen extrahieren muß.

F: Warum kann ich keinen Mixer oder eine Küchenmaschine verwenden, um Saft herzustellen? Wozu brauche ich einen Entsafter?

A: Ein Mixer oder eine Küchenmaschine können den Faserstoffen nicht den Saft entziehen. Sie pürieren oder zerhacken die Faserstoffe mit dem Saft, indem sie das Obst oder das Gemüse einfach verflüssigen. Ein Entsafter trennt den lebensspendenden Saft von den Faserstoffen.

F: Kann ich nicht auch abgefüllte Säfte kaufen? Sind diese nicht ebenso gut?

A: Je frischer der Saft ist, desto höher ist sein Nährwert. Obst- und Gemüsesäfte aus industrieller Fertigung sind pasteurisiert (erhitzt), um sie länger haltbar zu machen und gesetzlichen Vorschriften zu genügen. Durch diese Verarbeitungsschritte entsteht ein Nährstoffverlust. Frisch ausgepreßte Säfte sind pur und voll konzentrierter Nährstoffe, die ich für so wichtig für gute Gesundheit und Wohlbefinden halte. Zusätzlich haben Sie die absolute Kontrolle über die Inhaltsstoffe in Ihrem Saft, wenn Sie ihn selbst auspressen.

F: Wenn Sie Obst und Gemüse entsaften, werfen Sie die Faserstoffe weg. Sind Faserstoffe nicht auch wichtig?

A: Faserstoffe sind mehr als wichtig, sie sind lebensnotwendig. Weltweit durchgeführte epidemologische Studien zeigen, daß Faserstoffe eine Schlüsselrolle bei der Vorbeugung von Dickdarmkrebs spielen. Deshalb empfehle ich immer, Faserstoffe »um den Entsafter herum« aufzunehmen. Das heißt: Essen Sie viel Rohkost, die viele Faserstoffe enthält, wie ganze Früchte und Gemüse. Achten Sie auch darauf, viele Hülsenfrüchte und Vollkorngetreide zu essen.

F: Kann ich nicht alle Nährstoffe auch durch Vitamintabletten aufnehmen?

A: Die Nährstoffe in frischem Obst und Gemüse sind wesentlich wirksamer als in Tablettenform. Da sich die Nährstoffe in ihrer Wirkungsweise gegenseitig beeinflussen und wechselseitig verstärken, fördern alle zusammen die biochemischen Reaktionen im Körper. Wenn sie auf natürliche Weise in Nahrungsmittel kombiniert werden, sind sie wesentlich wirksamer und werden besser absorbiert, als wenn sie einzeln in Tablettenform aufgenommen werden.

Es gibt einen weiteren Grund. Ständig werden neue Nährstoffe entdeckt und benannt. Sie haben beispielsweise von Betacarotinoiden gehört, aber kennen Sie Alphacarotinoide? Dieser Nährstoff, der hauptsächlich in Obst und Gemüse vorkommt, hat sich als Schutzfaktor bei Gebärmutterkrebs erwiesen. Phenole, Indolverbindungen, aromatische Isothiocyanate, Terpene und Organoschwefelverbindungen sind Teil einer neuen Kategorie von ›Nebenwirkstoffen‹, die als Schutzfaktoren bei bestimmten Formen von Krebs eine Rolle spielen könnten. Sie haben es erraten: Diese Nährstoffe kommen in Obst, Gemüse, Getreide und anderen Pflanzen vor.

Der Punkt ist der, daß diese Nährstoffe sich gerade erst als wirksam herausstellen, Bezeichnungen erhalten oder Kategorien zugeteilt werden, und sicherlich in nächster Zeit noch nicht in Ergänzungstabletten angeboten werden. Denken Sie daran, daß Säfte nicht nur Nährstoffe mit wohlbekannten Funktionen enthalten, sondern auch Nährstoffe mit Eigenschaften, die bis jetzt noch nicht völlig erforscht oder erkannt sind. Wir wissen oft noch gar nicht, auf welch vielfältige Weise frisches Obst und Gemüse nützlich für uns ist!

Wenn Sie schließlich doch eine bestimmte Nährstoffergänzung brauchen, nehmen Sie diese zur besseren Absorption bitte zusammen mit dem Saft ein, der diesen Nährstoff auch reichlich enthält.

F: Wie kann man sich bei vegetarischer Ernährung mit genügend Eiweiß versorgen?

A: Sie müssen nicht gleich Vegetarier werden, wenn Sie frische Obst- und Gemüsesäfte in Ihre Ernährung aufnehmen. Aber wenn Sie Ihre Aufnahme von Fleisch und Milchprodukten einschränken, können Sie dennoch genügend Eiweiß zu sich nehmen.

Die Kombination von Bohnen und Reis ist ein klassisches Beispiel für eine vollständige, eiweißreiche vegetarische Mahlzeit.

Pflanzliches Leben enthält Eiweiß. Große Mengen pflanzlicher Nahrung sind allerdings aufgrund der harten Zellulosefasern nur schwer verdaulich. Aber dieses Hindernis können wir umgehen, wenn wir Pflanzen entsaften. Man benötigt beispielsweise ein Pfund Karotten, um etwa 0,2 Liter Saft herzustellen, und in diesem Pfund sind ungefähr drei Gramm Eiweiß neben Vitamin A und C enthalten.

F: Kann man frische Obst- und Gemüsesäfte zum Kochen verwenden?

A: Es gibt viele köstliche Möglichkeiten, um Säfte in der Küche zu verwenden. Geben Sie frischen Karotten- oder eine Mischung von Karotten- und einem anderen Gemüsesaft zu Bruhen, Soßen oder Suppen. Stellen Sie frischen Tomatensaft her und verwenden Sie ihn als Grundlage für eine frische Tomatensoße zu Nudelgerichten. Versuchen Sie, Birnen in einer Mischung von Wasser und Birnensaft (Sie können auch etwas Süßstoff dazugeben) zu pochieren, oder geben Sie einen Spritzer frischen Apfelsaft in den Apfelkuchen oder das Apfelmus. Entsaftete Orangen, Limonen und Zitronen können Sie bei der Zubereitung von Kuchen und Sahnetorten zur Geschmacksanreicherung verwenden. Fruchtsäfte können als Grundlage für köstliche Sorbets und Fruchteis dienen. Lassen Sie sich von Ihrer Phantasie und Ihrem guten Geschmack leiten und Sie werden bald frische, gehaltvolle Säfte in verschiedene Gerichte einbringen.

F: Kann ich die beim Entsaften anfallenden Faserstoffe von Obst und Gemüse zum Kochen verwenden?

A: Natürlich! Karotten eignen sich am besten dazu; die Faserstoffe sind wie fein geraspelte Karotten, die eine Hauptzutat für Karottenkuchen darstellen. Die Faserstoffe sind zwar trokken und Sie müssen daher dem Rezept vielleicht noch etwas Flüssigkeit zugeben. Da wir gerade von Flüssigkeit sprechen, nehmen Sie doch statt Wasser oder Milch verschiedene Säfte. Man kann auch die Karottenfasern zu Hackbraten oder Bohnenauflauf verwenden, um den Geschmack und die Konsistenz zu verbessern.

Sie können den Entsafter auch zur Herstellung von frisch geraspelter Kokosnuß hernehmen. Kaufen Sie eine ganze Kokosnuß und brechen Sie sie, wenn möglich, bereits im Geschäft auf, um festzustellen, ob sie innen verschimmelt ist, was häufig vorkommt.

Zu Hause entfernen Sie die harte, braune Schale, und pressen Sie das weiße Innere durch den Entsafter. Eine ganze Kokosnuß sollte etwa zwei Tassen geraspelte Kokosnuß und etwa ⅓ Tasse Kokosnußmilch ergeben.

F: Was kann ich mit den verbleibenden Faserstoffen anfangen?

A: Am besten kompostieren Sie die Faserstoffe. Sie können in Ihrem Garten sehr einfach einen Komposthaufen anlegen und damit Ihre Abfallmenge verringern. Mischen Sie die Faserstoffe aus dem Entsafter und andere verderbliche Nahrungsreste (außer Fleisch und Milchprodukte) mit gemähtem Gras und Blättern, um gehaltvolle, fruchtbare Komposterde zu erhalten, die Sie als Dünger für den Rasen und für Gemüse- und Blumenbeete verwenden können.

F: Kann ich das Obst und Gemüse zusammen mit den Kernen und Steinen in den Entsafter geben?

A: Bei den meisten kleinen Kernen ist das kein Problem – der Entsafter wirft sie zusammen mit den Faserstoffen wieder aus. Die Steine von Pfirsichen, Aprikosen, Nektarinen und Kirschen sollten vorher entfernt werden, ebenso wie große, offensichtlich harte Kerne.

F: Gibt es Obst und Gemüse, das vor dem Entsaften geschält werden muß?

A: Es ist wichtig, immer die äußere, farbige Schale von Orangen, Grapefruits und Mandarinen vor dem Entsaften zu entfernen. Diese Schale von Zitrusfrüchten enthält unverdauliche ätherische Öle, die bitter schmecken und die Aufnahme der Nährstoffe des frischen Saftes beeinträchtigen können. Schälen Sie auch Mangos und Papayas. Zitronen und Limonen müssen Sie nicht schälen.

Vergessen Sie nicht, die Schale von Ananas und Melonen zu entfernen, wenn diese nicht aus kontrolliert-biologischem Anbau stammen. Das gleiche gilt für die Stiele von Weintrauben aus herkömmlichem Anbau und für die Wurzelspitzen (ca. 3 cm) von Karotten und anderem Wurzelgemüse. In diesen Bereichen der Pflanze konzentrieren sich die Pestizide und andere Agrargifte. Für weitere Informationen lesen Sie sorgfältig Kapitel 5, das auf die Obst- und Gemüsesorten näheren Bezug nimmt, die in den Rezepten genannt werden.

F: Ist die Konzentration von Pestiziden in Säften höher als in einzelnen Früchten oder Gemüse?

A: Nicht unbedingt. Die meisten Pestizide, Herbizide und Fungizide befinden sich auf der Oberfläche von Obst oder Gemüse und können daher mit einem geeigneten, bioabbaubaren, natürlichen Reiniger entfernt werden. Diese Spülmittel sind in Naturkostläden, Reformhäusern und in einer Reihe von Versandhauskatalogen, die auf Umweltprodukte ausgerichtet sind, erhältlich. Wegen dieser Chemikalien dränge ich darauf, daß Sie möglichst Produkte aus kontrolliert-biologischem Anbau kaufen.

F: Ich bin schwanger und möchte gerne wissen, ob ich jetzt in meinem Zustand sowie nach der Geburt des Babys, wenn ich stille, Saftkuren kann.

A: Selbstverständlich. Jetzt ist es an der Zeit, auf eine gesunde Ernährung für Sie und Ihr Baby zu achten. Frische, köstliche, gesunde Säfte sind eine gute Quelle für Vitamine und Mineralstoffe – ohne unnötige Fette und Zucker – und sie schmekken herrlich. Ich empfehle Säfte jedoch nicht als Alternative für pränatale Vitaminergänzungen. Ihr Körper benötigt eine große Vielfalt von Nährstoffen in dieser wichtigen Zeit, und die Ergänzungen sind auf Ihre besonderen Bedürfnisse zugeschnitten. Aber versuchen Sie, frische Säfte statt Kaffee, Tee und Alkohol zu trinken, auf die Sie in diesen neun Monaten besser verzichten sollten. Gönnen Sie sich ein großes Glas Karotten-Apfel-Petersilien-Saft (Seite 95) oder Orangensaft am Spätnachmittag, wenn Sie eine kleine Aufmunterung nötig haben. Hören Sie damit auch während des Stillens nicht auf, um Ihren Körper und Ihr Baby mit wertvollen Nährstoffen zu versorgen. Fragen Sie auf jeden Fall Ihren Arzt, bevor Sie Ihre Ernährung umstellen.

F: Was sind Ihre Lieblingssäfte?

A: Mir schmecken so viele verschiedene Säfte, daß es mir schwerfällt, nur einige wenige aufzuführen. Auch trinke ich spezielle Säfte aus gezielt gesundheitlichen Gründen. Aber ich habe auch einige Lieblingssäfte, die ich das ›Magische Dutzend‹ nenne. Sie finden sie unter den folgenden Namen im Rezeptteil dieses Buches: Der Champion (Karotten-Apfel-Saft); Honigmelonensaft; Wassermelonensaft; San-Francisco-Nebelheber (Apfel-Erdbeer-Saft); Bromelain-Plus (Ananassaft); entweder Dämmerungspatrouille oder Wachmacher (Orangen- oder Grapefruitsaft); Waldorfsalat-Saft (Apfel-Sellerie-Saft); Verdauungsspezialcocktail (Spinat-Karotten-Saft); Karotten-Top (Karotten-Rote-Bete-Saft); Energiecocktail (Karotten-Petersilien-Saft); Abendregler (Apfel-Birnen-Saft); Grüne Kraft (Spinat-Petersilien-Karotten-Saft).

F: Welche Säfte empfehlen Sie bei heißem Wetter?

A: Alle Säfte versorgen den Körper mit Wasser und kühlen ihn somit. Ich empfehle jeden Saft mit Gurken und Wassermelonen – beide wirken auf natürliche Weise kühlend. Die Menschen, die in heißen Regionen Indiens oder im Mittleren Osten leben, wissen das schon seit langem. Säfte mit Sellerie eignen sich ebenfalls, da der Selleriesaft das beim Schwitzen abgegebene Natrium ersetzt. Ich bevorzuge auch Jays weltberühmte Limonade (Seite 60). Versuchen Sie das Getränk mit zerstoßenem Eis.

F: Wenn ich richtig durstig bin, schmecken mir Sprudelgetränke. Wie kann ich dieses Verlangen mit Fruchtsäften stillen?

A: Sie mischen nach dem Entsaften einfach ein halbes Glas Mineralwasser mit Kohlensäure in den Saft. Kühlen Sie das Mineralwasser zuvor, und verwenden Sie gekühltes Obst oder Gemüse.

F: Welche Säfte empfehlen Sie für Parties?

A: Alle Fruchtsäfte sind dazu hervorragend geeignet. Ihre Freunde werden den Geschmack und das neue Gefühl, einen frischen Apfelsaft, Ananassaft oder Honigmelonensaft zu trinken, schätzen. Der Champion ist auch immer ein großer Erfolg. Um die Säfte festlicher zu gestalten, können sie auf zerstoßenem Eis serviert werden; man kann sie mit einer Limonen- oder Zitronenscheibe garnieren oder etwas Mineralwasser mit Kohlensäure zufügen. Sorbets aus frischen Säften sind auch immer beliebt.

F: Welche Säfte kann man am besten zu den Mahlzeiten trinken?

A: Gemüsesäfte sind eine gute Beigabe zu Mahlzeiten. Nehmen Sie nach jedem Bissen einen Schluck, und achten Sie darauf, den Saft gewissermaßen zu ›kauen‹. Das heißt, ihn im Mund herumzuschwenken, bis er süßlich schmeckt und sich warm anfühlt, weil auf diese Weise die Verdauungsenzyme im Speichel aktiviert werden.

F: Soll ich beim Entsaften einen Apfel verwenden, um den Entsafter zu reinigen, wenn ich von Früchten zu Gemüse, oder umgekehrt, wechsle?

A: Ja, das ist eine gute Idee. Verwenden Sie Äpfel zur Geschmacksneutralisation, da sie mit allen Obst- und Gemüsesorten kombinierbar sind. Der Apfel nimmt beim Passieren die Reste des vorausgegangenen Saftes mit. Denken Sie daran, für jeden Saft ein frisches Glas unter die Abflußöffnung des Entsafters zu stellen. Nach längerem Gebrauch oder auch zwischendurch reinigen Sie den Entsafter unter klarem, fließendem Wasser.

F: Wie lange kann ich frischen Saft aufbewahren?

A: Lagern Sie frisch ausgepreßten Saft nach Möglichkeit überhaupt nicht. Für den größtmöglichen Nutzen trinken Sie ihn sofort nach dem Entsaften, da er schnell verdirbt. Beispielsweise baut sich schon beim Schälen einer Orange der Vitamin-C-Gehalt ab, und Äpfel oxidieren (werden braun) unmittelbar nach dem Aufschneiden. Wenn Sie Saft lagern müssen, bewahren Sie ihn in einem luftdicht verschlossenen

Behälter im Kühlschrank nicht länger als vierundzwanzig Stunden auf. (Melonen- und Kohlsäfte halten sich nicht gut.)

F: Ist braun gewordener Saft noch gut?

A: Nein, er ist oxidiert und hat seinen Nährwert verloren. Nach ungefähr vierundzwanzig Stunden Lagerung kann er sogar toxisch wirken. Daher sind die industriellen Abfüller gesetzlich gehalten, Säfte zur Verlängerung der Haltbarkeit zu pasteurisieren. Frisch ausgepreßte Säfte sind das genaue Gegenteil von tagelang gelagerten Säften; sie sind eindeutig vorzuziehen.

F: Ich möchte im Büro Säfte trinken. Wie kann ich frische Säfte mit in die Arbeit nehmen und frisch halten?

A: Glücklicherweise gibt es dafür eine Möglichkeit. Spülen Sie eine stabile Thermoskanne mit Wasser aus, und stellen Sie sie dann über Nacht in den Gefrierschrank, damit die innere Beschichtung ausfriert (wie ein tiefgekühlter Bierkrug). Kurz bevor Sie das Haus verlassen, füllen Sie frisch ausgepreßten Saft bis zum Rand in die Thermoskanne – es ist wichtig, keinen Luftraum einzuschließen. Schrauben Sie den Deckel zu und halten dabei die Thermoskanne über das Spülbecken, da die volle Kanne wahrscheinlich etwas überlaufen wird. Wenn Sie Luft mit einschließen, erwärmt sich der Saft und verliert an Wirkung.

Bewahren Sie die Thermoskanne im Büro wenn möglich in einem Kühlschrank auf. Trinken Sie den Saft auf einmal oder teilen Sie ihn mit einem Kollegen auf. Trinken Sie ihn nicht nur zum Teil. Besser ist, zwei kleine Thermoskannen zu kaufen, damit Sie den gesunden Saft vormittags und nachmittags genießen können.

F: Sie haben noch, als Sie jung waren, mit dem Saftkuren begonnen. Ich bin über fünfzig Jahre alt und habe mich nie besonders gesund ernährt. Kann ich überhaupt noch davon profitieren, wenn ich jetzt beginne?

A: Es ist nie zu spät. Auch wenn Sie das Leben genießen – Freunde treffen, zum Essen und Trinken gehen –, brauchen Sie Säfte mehr denn je. Trinken Sie Säfte, um Giftstoffe aus Ihrem Körper zu schwemmen, und gehen dann zum Feiern. Was noch wichtig ist: Wenn Sie eine gesündere Ernährung beginnen, egal in welchem Alter, ist das gut für Ihr Herz, Ihren Kreislauf, Ihr Gewicht und Ihr allgemeines Wohlbefinden.

F: Senken Säfte meinen Cholesterinspiegel?

A: So, wie Säfte dazu beitragen, auf natürliche Weise das Gewicht zu reduzieren, helfen sie auch, Ihren Cholesterinspiegel zu senken. Frisches Obst und Gemüse enthalten keine gesättigten Fette oder zusätzliches Natrium. Sie sind voller Vitamine und Mineralstoffe und helfen jedem, eine gesunde, fettarme Ernährung einzuhalten. Wenn Ihnen Ihr Hausarzt geraten hat, Ihren Cholesterinspiegel durch eine Ernährungsumstellung zu senken, sprechen Sie mit ihm über den Wert frischer Säfte.

F: Wenn ich tagsüber unterwegs bin und etwas Karottensaft kaufen möchte, ist das in Ordnung?

A: Es ist nicht nur in Ordnung, ich ermutige Sie sogar dazu. Nach einem langen Einkaufsbummel, Geschäftstreffen oder Spaziergang durch den Park ist ein leckeres Glas Karottensaft wertvoller (und köstlicher, denke ich) als eine Dose Limonade oder eine Tasse Kaffee. Suchen Sie einen Naturkostladen oder ein Café auf, die selbst frische Säfte herstellen oder jeden Tag frisch beziehen. Am nächstbesten zu frisch ausgepreßtem Saft ist früh morgens hergestellter und am gleichen Tag ausgelieferter Saft. Ein gutes Geschäft lagert den Saft kühl, aber selbst dann ist er vielleicht sechs, acht oder zehn Stunden alt und nicht mehr so gehaltvoll wie frisch gepreßter Saft, den Sie sich zu Hause zubereiten.

F: Ich nehme gerne Milch für ein heißes oder kaltes Müsli. Welche Flüssigkeit benutzen Sie dazu?

A: Ich verwende frischen Apfelsaft. Ich gieße ihn über mein Müsli, und bei kaltem Wetter wärme ich ihn leicht an und gieße ihn dann über heißen Brei aus Haferschrot.

Köstlich! Ich erhitze den Saft aber nie über 37° C, etwa lauwarm, damit die Enzyme nicht abgetötet werden. Sie können statt dessen auch Mandelmilch oder frische Sojamilch verwenden.

F: Welche Alternativen gibt es, um in einem Restaurant gesund zu essen?

A: Es ist schwierig, aber nicht unmöglich. Zunächst einmal vermeide ich ›schicke‹ Restaurants, in denen der Chefkoch schwere Sahnesaucen verwendet und viel Fleisch und Geflügel anbietet. Ich bestelle normalerweise Salat, wie zum Beispiel Spinatsalat ohne Eier und Speck. Ich bringe entweder meinen eigenen Apfelessig mit, um den Salat abzuschmecken, oder verlange Essig und Öl, um mein eigenes Dressing zusammenzustellen. Frischer Zitronensaft ist auch zu empfehlen. Ungarnierten Reis kann man normalerweise in jedem Restaurant bestellen. Und viele Gaststätten servieren Ihnen auch eine Platte mit gedünstetem Gemüse und gebackenen Kartoffeln. Wenn Sie Fisch essen, bestellen Sie gegrillten Fisch ohne Sauce.

Essen Sie Brot ohne Butter. Vermeiden Sie Nachspeisen und trinken Sie Mineralwasser mit einem Spritzer Zitrone. Sie können viele Probleme vermeiden, wenn Sie Vollwertrestaurants, vegetarische Gaststätten und, mit Einschränkung, Salatbüffets aufsuchen.

F: Wie pflegen Sie Ihre Zähne und Ihr Zahnfleisch?

A: Die Faserstoffe massieren Ihr Zahnfleisch. Natürlich achte ich auch darauf, genügend Vitamine und Mineralstoffe durch das Saftkuren zu mir zu nehmen. Ich putze meine Zähne und mein Zahnfleisch täglich mit einer natürlichen Zahnpasta.

F: Soll ich meine Kinder ermutigen, Säfte zu trinken?

A: Auf jeden Fall! Kinder im Wachstum benötigen eine vollständige Versorgung mit Vitaminen und Mineralstoffen zur gesunden Entwicklung, und wie könnten Sie ihnen besser helfen als mit Säften? Wenn Sie ihnen eine Vorliebe für frische Säfte und Rohkost vermitteln, helfen Sie ihnen, lebenslange, gesunde Eßgewohnheiten zu entwickeln. Meine beiden Söhne ziehen tatsächlich frische Obstsäfte allen anderen Getränken vor. Aber denken Sie daran, daß die Ernährungsbedürfnisse von Kindern denen Erwachsener nicht entsprechen; erwarten – oder verlangen – Sie nicht, daß Kinder ebenso viele Säfte wie Sie selbst trinken.

Wenn Ihre Kinder älter als sechs Monate sind, können Sie beginnen, ihnen sehr einfache Säfte wie Orangensaft zu geben, immer vermischt mit mindestens 50 Prozent mineralarmem oder destilliertem Wasser. Da sich jedes Kind anders entwickelt, sprechen Sie erst mit einem Kinderarzt, bevor Sie die Ernährung Ihres Kindes umstellen. Und achten Sie sorgfältig auf jegliches Anzeichen einer allergischen Reaktion. Falls sich Nahrungsallergien entwickeln, können Sie sie wesentlich leichter identifizieren, wenn Sie nicht verschiedene Früchte in einen Saft zusammenmischen.

Wenn Ihr Kind zwischen acht und zwölf Monate alt ist, können Sie langsam weniger Wasser in die Säfte einmischen, bis sich Ihr Kind an reinen Saft gewöhnt hat. Bleiben Sie bei einfachen Säften, wie Karotten-, Apfel-, Orangen-, oder Honigmelonensaft, und geben Sie Ihrem Kind die Möglichkeit, seine eigenen Vorlieben herauszubilden.

Sprechen Sie erneut mit Ihrem Kinderarzt, bevor Sie mehr als ein oder zwei Gläser Saft täglich in die Ernährung Ihrer Kinder einbeziehen.

F: Wie kann ich meine Kinder dazu bringen, ›grüne‹ Säfte zu trinken? Sie werden fast *grün*, wenn ich ihnen Broccoli- oder Spinatsaft anbiete.

A: Weil niemand grüne Säfte trinken sollte, ohne sie zuvor mit anderen Säften, wie Karotten- oder Apfelsaft, gemischt zu haben, sollte es nicht allzu schwer sein, diese Säfte in die Ernährung Ihrer Kinder einzubeziehen. Betonen Sie mehr den Karotten- oder Apfelsaft und spielen Sie die Tatsache herunter, daß grüner Saft eingerührt ist.

Sie können beginnen, allmählich von reinem Karotten-Apfel-Saft zu Apfel-Karotten-Petersilien-Saft überzugehen, indem Sie jedesmal, über mehrere Wochen hinweg, etwas mehr Petersilie zugeben. Wenn Ihren Kindern die Farbe komisch vorkommt, verwenden Sie einfach ein dunkleres Glas, um ihnen den Saft zu servieren. Bevor Sie es merken, haben sie schon den Saft ausgetrunken, der ganze 25 Prozent herrlichen, lebensspendenden grünen Saft enthält. Je süßer der Apfel ist, desto mehr lieben Kinder diese Mischung. Versuchen Sie es auch mit Golden-Delicious-Äpfeln.

Sie können auch einen direkteren Weg wählen. Die meisten Kinder lieben es, beim Entsaften mitzuhelfen. (Beaufsichtigen Sie immer sorgfältig Ihre Kinder, wenn sie mit Haushaltsgeräten, einschließlich des Entsafters, umgehen.) Wenn Sie sich helfen lassen, wird die Neugierde Ihre Kinder dazu bewegen, jeden Saft ausprobieren zu wollen.

F: Reine Fruchtsäfte sind köstlich und befriedigen normalerweise mein Verlangen nach jedem anderen Getränk, aber manchmal sehne ich mich nach einem dicken, schaumigen Milchshake. Wie kann ich einen Shake aus frischem Saft zubereiten?

A: Sehr einfach. Frische Säfte, gemischt mit fettfreier Trokkenmilch und Eiswürfeln, können in einem Mixer zu einem dicken, eisgekühlten Drink gemixt werden, der es mit jedem Shake aus der Eisdiele aufnehmen kann. Meine zwei Lieblingsshakes sind Cremeschaum im Glas (unten) und Erdbeershake (rechte Seite). Probieren Sie sie aus, und experimentieren Sie auch mit anderen Fruchtsäften nach der gleichen Methode – wie wäre es mit einem Kiwi- oder Ananasshake? Oder einem Pfirsich-Cremeschaum?

Cremeschaum im Glas

Eine Portion entspricht etwa 0,2 l

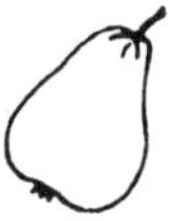

1 Tasse frischer Orangensaft
½ Tasse frischer Apfelsaft
1 Teelöffel Honig
¼ Teelöffel Vanilleextrakt
2 Eßlöffel fettfreie Trockenmilch
2 Eiswürfel

Geben Sie alle Zutaten in einen Mixer, und lassen Sie ihn bei hoher Geschwindigkeit laufen, bis das Eis zerkleinert ist. Sofort servieren.

Erdbeershake

Eine Portion entspricht etwa 0,2 l

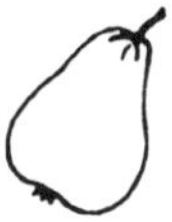

½ Tasse halbierte Erdbeeren
¾ Tasse frischer Apfel- und Orangensaft, gemischt
¼ Tasse fettfreie Trockenmilch
4 Eiswürfel

Geben Sie die halbierten Erdbeeren in einen Mixer und pürieren Sie sie, bis sie weich sind. Die übrigen Zutaten zugeben und bei hoher Geschwindigkeit mischen. Den dickflüssigen, schaumigen Shake in ein Glas gießen und sofort servieren.

Vielleicht möchten Sie das Glas auch gleich auslöffeln.

F: Was ist Ihr Rat für erfolgreiches Saftkuren?

A: Der beste Rat, den ich Ihnen zum Schluß mitgeben kann, ist, eine bestimmte Zeit vorzusehen und konsequent einzuhalten. Entsaften Sie als erstes am Morgen und dann am Nachmittag. Wenn Sie nicht zu Hause arbeiten, pressen Sie frischen Saft aus, sobald Sie nach Hause kommen. Trinken Sie frisch ausgepreßte Säfte vor den Mahlzeiten, um Ihren Appetit zu zügeln.

Am praktischsten ist es, wenn Sie das Obst und Gemüse gleich nach dem Einkauf in Ihrer Küche waschen und trocknen. Warten Sie damit nicht, bis Sie entsaften wollen. Wenn die zu verwendenden Nahrungsmittel gewaschen und zum Entsaften vorbereitet sind, ist es sehr viel wahrscheinlicher, daß Sie das Saftkuren beibehalten. Denken Sie daran, zur Reinigung von Obst und Gemüse, die nicht aus kontrolliert-biologischem Anbau stammen, einen bioabbaubaren Reiniger zu verwenden, den Sie in Naturkostläden oder Reformhäusern kaufen können.

Reinigen Sie schließlich Ihren Entsafter nach jedem Gebrauch. Das Fruchtfleisch verdirbt schnell unter lästiger Geruchsentwicklung, und Fruchtfliegen tauchen wie aus dem Nichts auf. Ein sauberer Entsafter ist attraktiver als ein schmutziger. Und damit, meine Freunde, komme ich zum Ende.

146 - Schimmel-Pilz

Sachregister

Verzeichnis der Rezepte